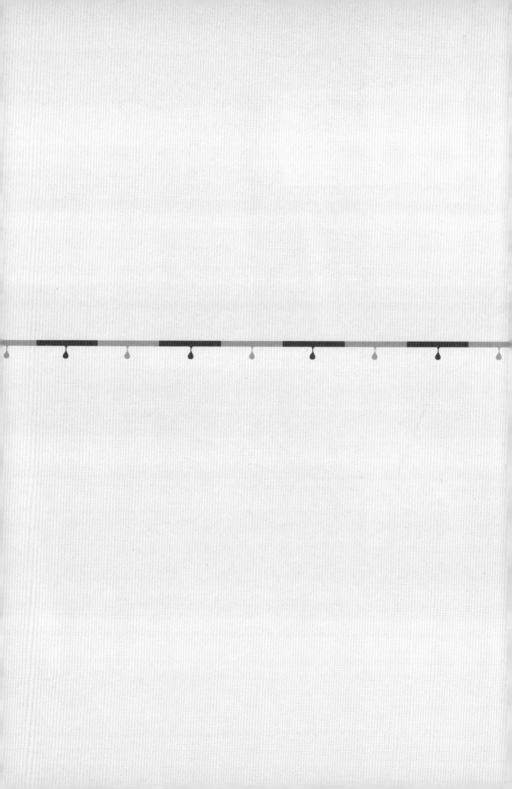

The Healthy Brain

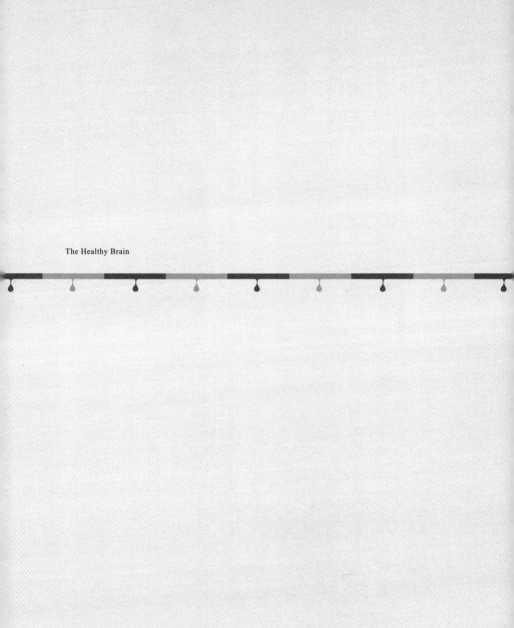

The Healthy Brain

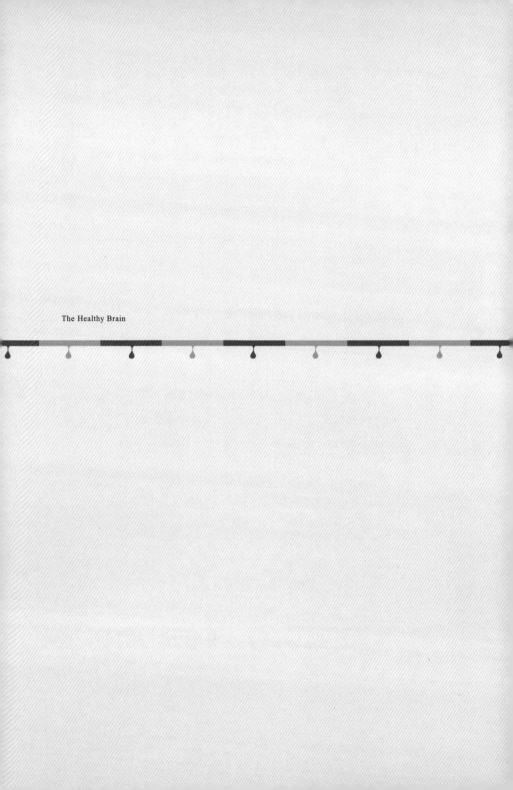

生命科學館

Life Science

洪蘭博士策劃

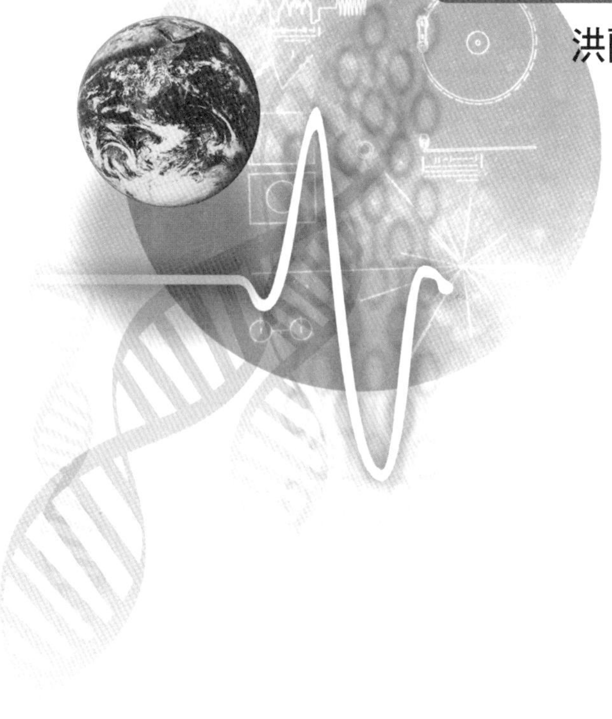

生命科學館 Life Science 38
洪蘭博士策劃

國家圖書館出版品預行編目(CIP)資料

吃出健康高智能的大腦 / 艾琳．波爾福德-梅森
(Aileen Burford-Mason)著；洪蘭譯.
-- 初版. -- 臺北市 : 遠流, 2019.02
面； 公分. -- (生命科學館；038)

譯自：The Healthy Brain

ISBN 978-957-32-8436-9 (平裝)

1.健康飲食 2.營養 3.健腦法

411.3 107022554

吃出健康高智能的大腦

作者／艾琳．波爾福德—梅森 博士
Aileen Burford-Mason, PhD
譯者／洪蘭
主編／陳莉苓
特約編輯／陳春賢
封面設計／江孟達
內文編排／平衡點設計
行銷／陳苑如

發行人／王榮文
出版發行／遠流出版事業股份有限公司
100臺北市南昌路二段81號6樓
郵撥／0189456-1
電話／(02)2392-6899 傳真／(02)2392-6658
著作權顧問／蕭雄淋律師

2019年2月1日 初版一刷
售價新台幣 420 元（缺頁或破損的書，請寄回更換）

YLib 遠流博識網
http://www.ylib.com
e-mail:ylib@ylib.com

營養學的新發現

吃出健康高智能的大腦

THE HEALTHY BRAIN

艾琳·波爾福德－梅森 博士 著
Aileen Burford-Mason, PhD
洪蘭 譯

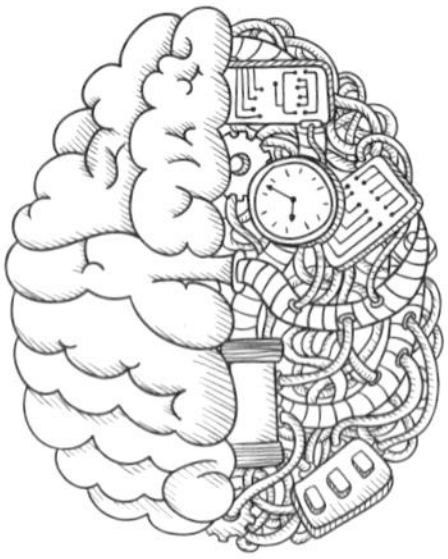

策劃緣起

迎接二十一世紀的生物科技挑戰

洪蘭

民國八年，五四運動的知識份子將「賽先生」（科學）與「德先生」（民主）並列，期能提升中國的科學水準。這近一百年來我們每天都在努力「迎頭趕上」，但是趕了快一百年，我們仍在追趕。在這個世紀末的今天，我們應該靜下來全盤檢討我們在科學（技）領域的優缺點，究竟該如何去迎接二十一世紀的科技挑戰，只有這樣的反省才能使我們跳離追趕的模式，創造出自己的前途。

二十一世紀是個生物科技的世紀，腦與心智的關係將是二十一世紀研究的主流，而基因工程的進步已經改變了我們對生命的定義及對生存的看法。翻開報紙，我們每天都看到有關生物科技的消息，但是我們對這方面的知識卻知道的不多，比如一九九九年十二月，全世界的報紙都以頭版的位置來發布科學家已經解讀出人體第二十二號染色體的新聞。這則新聞是什麼意思？人類基因圖譜有什麼重要性？為什麼要上頭版新聞？美國為什麼要花三十三億美金來破解基因圖譜？為什麼科學家認為完成這個基因圖譜是人類最重要的科學成就之一？它與你我的日常生活有什麼關係？市場上賣著「改良」的肉雞、水果，「改良」了什麼？與我們的健康有關嗎？

生物科技與基因工程已經靜悄悄地進入我們的生活中了，這些高科技知識已經逐漸從實驗室中的專業知識地位慢慢變成尋常百姓家的普通常識了。二十二號染色體上的基因與免疫功能、精神分裂症、心臟缺陷、智能不足（所謂的Cat-eye徵候群）及好幾種癌症（血癌、腦癌、骨癌、神經纖維癌）有關。我們都知道基因異常會引發疾病，部分與基因有關的疾病會惡化，包括癌症、關節炎、糖尿病、高血壓、老年癡呆症和多發性硬化症，我們在生活周遭隨便一看都會發現有得這些病的親友，這個知識對我們而言怎能說不重要呢？如果重要，為何我們回答不出上面的問題來？

台灣是個海島，幅地不大，但是二十一世紀國家的競爭力不在天然的物質資源而在人腦的知識資源上，人腦所開發出來的知識會是二十一世紀經濟的主要動力。我們看到在人類的進化史上，獸力代替人力，機械又替代了獸力，科技的創新造成了二十世紀的經濟繁榮，我們把台灣稱為科技島，但是政府對知識並未真正的重視，每次刪減預算都先從教育經費開刀，其實知識的研發才是科技創新的源頭，人腦創造出電腦，電腦現在掌控了我們生活的大部分，我們只要看全世界對二千年千禧蟲的來臨如臨大敵一般就知道了。

我們想要利用電腦去解開人腦之謎，去對所謂的「智慧」重新下定義，所以資訊和生命科學的結合將會是二十一世紀的主要科技與經濟力量，這個「生物資訊學」（bioinfomatic）是一個最新的領域，它正結合資訊學家與生命科學家在重新創造這個世界，再過幾年，我們對生命的定義與生存的意義可能就會改變，因為科學家已開始從基因的層次來重組生命，但是我們的國民對世界潮流的走向，對最新科技的知識還不能掌握得很好，既然國民的素質就是國家的財富，國力的指標，如何提升全民的知識水準就顯得刻不容緩了。

我是個教育者，我看到了我們國民的基本知識不足以應付二十一世紀的要求，但是一個老師的力量有限，再怎麼上課，影響的學生人數對整體來說，還是杯水車薪，有限得很，我要的是一個可以快速將最新知識傳送到所有人手上的管道。就這方面來說，引介質優的科普書籍似乎是唯一的路，因為書籍是唯一不受時空限制的知識傳遞工具。因此，我決定與遠流出版公司合作開闢一個生命科學的路線，專門介紹國內外相關的優秀科普著作，與一般讀者共享。我挑書的方法很簡單，任何可以使我在書店站著看十五分鐘以上不換腳的書就值得買回家細看。我不考慮市場，因為我認為真金不怕火煉，一本好書常常不是暢銷書（因為既不煽情，又沒有暴力），但是它會是長銷書，因為它帶給人們知識。

背景知識就像一個篩網，網越細密，新知識越不會流失。比如說，同樣去聽一場演講，有人獲益良多，有人一無所獲，最主要的原因是語音像一陣風，只有綿密的網才可以兜住它。背景知識又像一個架構，有了架子，新進來的知識才知道往哪兒放，當每個格子都放滿了，一個完整的圖形就會顯現出來，一個新的概念於是誕生。心理學上曾有一個著名的實驗告訴我們背景知識的重要性。這個實驗是把一盤殘棋給西洋棋的生手看兩分鐘，然後要他把這盤棋重新排出來，他無法做到；但是給西洋棋的大師看同樣長的時間，他就能正確無誤地將棋子重新排出來。是大師的記憶力比較好嗎？當然不是，因為當我們把一盤隨機安放的棋子給大師看，請他重排時，他的表現就和生手一樣了。大師和生手唯一的差別就在大師有背景知識，使得殘棋變得有意義，意義度就減輕了記憶的負擔。這個背景知識所建構出來的基模（schema）會主動去搜尋有用的資訊將它放在適當的位置上，組合成有意義的東西，一個沒有意義的東西會很快就淡出我們的知覺系統。所以在生物科技即將引領風潮的關鍵時刻，引介這方面的知識來滿足廣大讀者的需求，使它變成我們的背景知識而有能力去解讀和累積更多的新知識，是我們開闢《生命科學館》的最大動力之一。

台灣能從過去替人加工的社會走入了科技發展的社會，人力資源是我國最寶貴，也是唯一的資源利器。人力資源的開發一向是先進科技國家最重大的投資，知識又是人力資源的基本，因此我衷心期望《生命科學館》的書能夠豐富我們的生技知識，可以讓我們滿懷信心地去面對二十一世紀的生物科技挑戰。

【策劃者簡介】

洪蘭，福建省同安縣人，一九六九年台灣大學畢業後，即赴美留學，取得加州大學實驗心理學博士學位，並獲NSF博士後研究獎金。曾在加州大學醫學院神經科從事研究，後進入聖地牙哥沙克生物研究所任研究員，並於加州大學擔任研究教授。一九九二年回台先後任教於中正大學、中央大學、陽明大學，現任中央大學認知神經科學研究所講座教授暨創所所長。

推薦文

長壽智慧之泉

白明奇

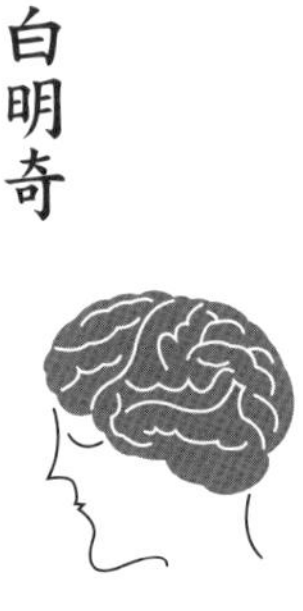

出版社要我為《吃出健康高智能的大腦》（*The Healthy Brain*）寫一篇推薦序，這讓我想起義大利最老的人瑞 Salvatore Caruso，他於二〇一六年以高齡一一〇歲辭世。

Salvatore 一生都住在義大利雷焦卡拉布里亞省的莫洛基奧（Molochio），這個小鎮以百歲人瑞的密度（4/2000）高居全球第一而聞名，這個數字甚至高出沖繩四倍。據當地人說，小鎮產人瑞的祕密之一就是有一口不老之泉，居民相信，長年喝這口不老泉水的人就能長命百歲。這世界上，除了不老之泉，想必也有被稱為青春之泉、智慧之泉的吧！

在大學醫院失智症特別門診的初診病人，大都因為記憶力逐漸變差、或者行為怪異被家人懷疑得了失智症而帶來醫院，檢查過程之中，偶爾會碰到維他命B12濃度不足的病人，有出家人、立志吃素者、很少吃紅肉的人，也有之前割除胃、十二指腸者（因為這段胃腸會製造一種因子來與B12結合，以利後續人體的吸收），更多的人則是原因不明。由於維他命B12與神經系統和造血功能有關，長期缺乏B12的病人可能有周邊神經病變與貧血的現象，也可能出現步態不穩等症狀，根據教科書的描述，少數的病人會出現類似失智症的臨床表現，因此，檢查血中維他命B12的濃度被列為失智症診療的常規。所有食物之中，最常被提到與失智有關的營養成分大概就是維他命B12了。

然而，即使接受幾個月的維他命B12皮下注射，維他命B12不足者的記憶力依然未見好轉，也曾經有研究者用大量的維他命B12來治療失智病人，只可惜成效不彰。

失智症種類很多，阿茲海默症占了很大的比例，目前不太相信營養素是造成阿茲海默症的病因，也不太可能大量吃某種食物或是補充營養素就能完全不得到阿茲海默症或其他失智症。除了基因及先天的因素之外，生活習慣和飲食與許多慢性病的形成有關，而慢性病可能讓失智症提早幾年發病、或加速惡化。

這本書的原著是艾琳．波爾福德—梅森博士（Aileen Burford-Mason），任教於加拿大多倫多大學，是一位免疫學家，細胞生物學家和細胞分子營養學家。

細讀本書，讀者可以了解天然食物或補充營養品與大腦心智的關係，以及專家建議的數量與方法，對許多人來說，相當具有新奇感。不過，會讀到這本書的人，可能都不太會有營養不良的問題。讀者更應該相信，良好的生活習慣、健全的心理狀態與均衡的飲食才能遠離慢性病，也才能間接有效防治失智症。

（本文作者是心理學博士，成大醫學院神經學暨臨床醫學研究所教授、成大老年學研究所所長、熱蘭遮失智症協會理事長、台灣臨床失智症學會常務監事、二〇一七年全國好人好事代表「八德獎」得主，多年來陸續於健康世界、中國時報、遠見雜誌、康健雜誌、健康2.0等，以專欄型式介紹失智症。著有《忘川流域：失智症船歌》、《彩虹氣球：失智症天空》及《松鼠之家：失智症大地》）。

譯者序

想要健康長壽，得多吃蔬果

洪蘭

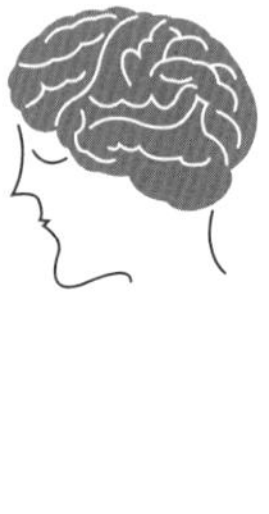

我會想到來翻譯這本書是因為我偶然發現，台灣對這方面的新知有需求。

我們每個人都有個腦，但對這個腦的運作和保健卻不太清楚，所以常常事倍功半：想要健康長壽，刻意去吃很多大腦補品，結果吃的不得法，反而使自己不健康。

有一次我與同事一起去大陸出差，在旅館裡吃早飯時，我注意到他把蛋黃剔除不吃，說怕膽固醇高。我跟他說蛋黃裡的膽固醇是好的膽固醇，它會把不好的膽固醇帶走，我們的大腦需要膽固醇，因為我們的細胞膜是脂肪，神經纖維（白質）外面包的髓鞘也是脂肪，就算完全不吃有膽固醇的食物，我們的身體也會自己製造膽固醇出來，因為身體需要它。脂肪有好有壞，不能一竿子全打翻，尤其蛋黃是一個生命的起始點，裡面的營養非常豐富，不吃太可惜了。但是言者諄諄，聽者藐藐，他仍然不為所動，連續三天，不吃就是不吃，暴殄天物，聽不進最好的營養品就是大自然的食物，放著天然的營養不吃，每天去吞各種補腦丸，讓我看了氣結。我終於感受到王陽明說的「擒山中之賊易，破心中之賊難」的無奈。

另一個例子是有個教授很焦慮的寫信問我：她孩子現在有行為偏差，學習障礙，是否跟她當年懷孕時，因在寫博士論文，無暇弄飯菜，天天在實驗室吃泡麵充飢有關係？我看了大驚，別的不說，泡麵有防腐劑，還有很多添加物，平常時都不能多吃，何況懷孕時？

懷孕時的營養對孩子大腦的發育有很大關係，尤其是前額葉皮質的發育。無數的實驗說明了母親在懷孕時酗酒、抽煙、偏食、營養不足會造成孩子長大後的暴力行為和反社會人格，增加他們以後的犯罪機率。

一九九四年冬，二次世界大戰快結束時，德軍封鎖萊茵河長達半年，造成阿姆斯特丹、鹿特丹等西荷蘭地區的「飢餓冬天」，人民餓到把鬱金香的球根都挖出來吃，而鬱金香的球根是有神經毒的（這是「飲鴆止渴」的中文版，但是人在飢餓無糧時，顧不了這麼多）。營養不良會防礙胎兒的大腦發育，尤其懷孕初期是長中央神經系統的時候更關鍵。一九六三年，這些孩子長到十八歲要去當兵了，軍方在做身體檢查時，才發現很多人有精神上和行為上的偏差，追究起來，發現是飢餓冬天造的孽，母親在懷孕時營養極端不良所產生的後遺症：這些孩子行為和情緒的控制不良，有反社會人格（詳細情形請看 Adrian Raine 教授的《暴力犯罪的大腦檔案》，遠流出版），還比一般人早衰，心血管疾病和糖尿病比率高，尤其是肥胖症。

如果一個博士對自己大腦的知識都是如此，那麼這方面正確知識的傳播應該是刻不容緩了，所以雖然很忙，還是硬擠出時間來翻譯這本書（在科技的現代，用手寫字已經變得是不可容忍的事了，尤其我性子急，再怎麼快，六百字還是需要二十分鐘才寫得完，因此曾經決定不再翻譯書，不給自己的手找麻煩），但是看到國人瘋狂的吞地下電台賣的補腦丸，大口吃白果來補腦（白果也有微毒，不可大量吃，其實有整期的《科學美國人》〔*Scientific American*〕用實驗說明白果並不能防止阿茲海默症），就覺得還是把它當作賴清德院長所說的做功德，去翻譯，把正確的新知介紹進來。我父親常說人學好不容易，學壞一次就會，野草永遠長的比稻子快。人也是一樣，忠言都逆耳，正確的話常聽不進去，電台賣藥的廣告效果卻其大無比，老人家一聽就掏錢。所以一定要先讓正確的知識進入心田，才能抵抗廣告的讒言。

本書的作者是加拿大多倫多（Toronto）大學醫學院細胞生物學的教授，專攻免疫學，是細胞分子矯正醫學（orthomolecular，大陸叫做正分子營養療法）的專家，用飲食、維他命、礦物質、胺基酸和身體中其他的自然物質來預防疾病和保健身體。這是一門新的醫療領域，用人體本來就有，且為健康所需的營養來改變人體內的生化環境，治療已有的疾病或強化身體的健康。這個效果比服藥好，因為人體自己產生的東西不會有副作用，就像用運動所產生的多巴胺來治療過動（ＡＤＨＤ）和注意力缺失症（ＡＤＤ）沒有副作用，但吃利他能（Ritalin）它的多巴胺就有副作用，因為它是化學物質。這種治療法過去被稱為另類治療法，曾經被主流排斥，但現已被接受，因為越來越多的研究發現當人體內胺基酸、維生素、礦物質不足時，人會生病，但是透過補充這些必要營養素的不足就能改善身體狀況，而且沒有副作用，功效出來後就開始有人相信了（醫生通常認為藥是毒，因為天下事，有利必有弊，中國的醫書也是說藥是毒，但是要看怎麼用，砒霜是毒，但是它也是一個藥引）。有些必要的營養素如維他命A、B1、B2、B3、B6、B12、C、E，葉酸等，身體不會自己製造，需要靠後天的飲食來補助。若是匱乏，身體的運作便不正常，我們的身體是個大大的生化作用場所，一環扣一環，少了這個營養素作催化劑，就會影響另一個營養素的產生，書中許多臨床的例子可以供我們參考。

作者強力主張一天吃十份蔬菜水果。在台灣，這不是難事（我每次出國都會非常想念台灣的蔬菜水果，就連去美國，在超市所看到的蔬果也不過就是那幾樣，不像去逛台灣的市場，真是琳瑯滿目），因此，我們應把握上天讓我們生活在物產豐富寶島的福份，盡量多吃蔬菜水果來保健大腦和身體。

我個人沒有宗教信仰（所以我可以打蚊子和蟑螂），但是我不願因為我的口腹之慾而犧牲一條生命，所以我盡量少吃肉。想不到這居然符合了書中所說的養生之道。看來「為人點燈，明在我前」是有道理的。

遵照書中的指示，我會活得健康，動物免於屠殺，多吃蔬果，雙方有利，何樂而不為呢？

目錄

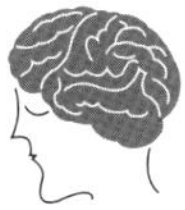

第三部 回到一開始

第四部 讓大腦可以用上一輩子

前言

假如人類的大腦簡單到我們可以了解它，
那麼我們就簡單到無法了解自己了。

——Emerson M. Pugh 收錄在 G.E. Pugh 的著作，
《人類價值觀的生物起源》（*The Biological Origin of Human Values*）

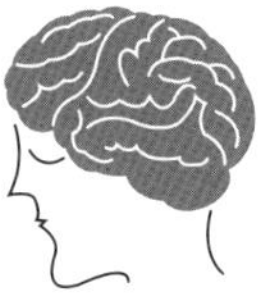

近年來，你只要打開報紙或雜誌，幾乎就一定會讀到人類精神健康如何脆弱的文章。患自閉症的比例正在上升；青少年正在自殺。衰弱的抑鬱症和焦慮症越來越普遍。戰後嬰兒潮的人發現，可怕的失智症就在不遠的路上等著他們。在加拿大，五個成年人中就有一個人在他有生之年會罹患精神疾病。

其他故事也在哀嘆我們的食物惡化，還有不當的節食，導致慢性疾病的重大負擔，我們需要處理的健康照護預算也很吃緊。但只有極少媒體新聞報導說，我們心智健康的衰退，跟我們吃的食物有關。大腦是身體新陳代謝活動最大的器官，**大腦對營養的需求，是身體任何器官的十倍**，因此，當營養不足，大腦會第一個受害。有些大腦生化物質的不足，是暫時且可逆轉的：例如，太久沒有進食、血糖太低時，我們會無法專注與集中心力。這很容易修復：吃就對了。但是大腦如果長期缺乏運轉所需的食物，就會受損。

根據世界衛生組織（WHO）的資料，全球有四千七百五十萬的失智症病人，這個數字隨著人口老化而直線上升。在加拿大，阿茲海默症協會（Alzheimer Society）公布這樣的數字，目前有五十萬人口有失智症，每年還有二萬五千名罹患這個疾病的新病人被診斷出來。不過，科學家認為失智症並非老年不可避免的疾病。它是生活形態（lifestyle）的疾病，營養不良和缺乏運動是主要原因。到目前為止，藥物治療都非常失敗，所以，最好的方法是從預防失智症上著手。

目前失智症預防的主力對象是中年人，採用的方法是叫他們不要抽菸、減少飲酒量、每天運動，以及改善飲食。然而，假如希望大腦能用一輩子，就需要更早開始。其實，你會在本書中看到大腦大部分的能力，是我們出生前的九個月，在子宮中就設定了。就像其他跟年齡有關的疾病一樣，失智症可能是早期營養不良的後果，只是在晚期才呈現出來，像是懷孕期間就特別容易受到傷害。

雖然我們對出生前的營養情況無能為力，但只要飲食得當，有適當的補充品，任何大腦都能改進它的表現。我們可以克服基因對營養的影響。反過來說，即使最聰明的大腦，長期缺乏運作需要的營養，也會無法發揮作用。不管你出生時有個多麼聰明的大腦，沒有仔細的保養與營養，也不可能維持一輩子。

此外，壓力和極度的心智和身體操作，也會大幅增加大腦對營養的需求，我們偶爾都有飲食攝取不足的經驗。我們有許多人會逼迫大腦辛勤工作，同時又拒絕給它所需的營養。例如，學生、充滿雄心的高階主管、運動員或週末戰士（weekend warrior；編按：參加週末召集，以便服完兵役的後備軍人）。這些人的表現可能不及平日的水準，因為他們缺少維他命C、蛋白質或鎂，你在本書中會看到，辛勤工作的身體和活躍的大腦，都可以從營養補充品中得到好處。

這就像一個沒有定期檢查與維修的高速公路涵洞，可能會開始崩塌，水泥碎片因而損害經過的汽車，所以，我們不能假設沒有適當的維修，也沒有持續注意相關的食物需求，大腦還能運作良好。如果大腦最後崩潰了，通常是長期不正常餵食的累積後果。

在二十一世紀，醫學面臨一個兩難。雖然飲食不良會造成肥胖症、糖尿病和心血管疾病，但醫學訓練還是不重視營養這一塊。平均來說，在北美洲的醫學院，醫生接受的營養學課程只有十九．六小時。上課不小心打個瞌睡，就什麼也沒學到了。所以，許多醫生即使從醫學院畢業了，他們的營養學知識，也不見得比高中生多。這段期間，營養學這個領域擴張得很快。新的研究成果大量湧出，若是平常沒跟上這個領域發展的話，幾乎沒辦法跨過這個知識的巨大鴻溝。

但雖然醫生忽略營養學在健康上的重要性，病人已經開始做功課了，經由網際網路自我學習。許多人對營養學最新研究的了解，比他的醫生還清楚。通常，是他們發現自己某個莫名其妙的症狀，在改善平日飲食及增加一些營養補充品之後，問題就解決了。可想而知，像這樣的病人，發現醫生不熟悉營養學的最新發現或認為不重要，以致治療時忽略了營養補充扮演的角色，會覺得很挫折。

由於有很多人認為不需要額外服用維他命，營養師的專業訓練又是另一個問題。只要我們吃的好，營養均衡，我們就會健康；假如我們遵照官方的每日飲食指南，就會從食物中得到我們需要的所有主要營養。然而，美國和加拿大政府的統計顯示，許多重要的營養都普遍不足，包括那些認為自己吃得很健康的人在內。在加拿大，一個參議院的委員會發現，加拿大的飲食指南需要大大改進，而它並沒有提供加拿大國民足夠的營養指引。「加拿大的飲食指南，說好聽一點是沒有效（ineffectine），說得難聽一點，是造成加拿大人民不健康的體重，以及跟飲食有關的慢性疾病。」

從最早的維他命研究，就發現每個人對各種營養的需求量不同，通常是很巨大的不同。一九五九年出版的《海思茲營養手冊》（*Heinz Handbook of Nutrition*）裡說：「近代遺傳學和生理學的知識，顯示一個人對許多重要的營養需求，跟一般人是一樣的，他的需求量是平均值，但同一個人對某些重要的營養，又遠在平均值之上。」

這是否表示我們每個人對維他命有特殊的需求？我們是否可以假設，目前官方推薦的每天維他命需求量，適合我們所有的需求？不是。相反地，新的研究發現，我們低估了每個人營養的需求量。一些新的科學領域，像是營養基因學（nutrigenomics）、代謝組學（metabolomics；譯註：研究代謝產物化學過程的科學）和其他字尾是「omics」的學問（編按：源自希臘文，表示一種「整體性」或「全面性」的研究或學問），都證實我們幾十年來已經知道的事實：營養不是全體人民一體適用（one-size-fits-all）。

要了解這些新領域，需要深厚的生化、基因和營養學的知識。最近有一篇評論是這麼說的，「即使是受過這方面教育的專業人士，也很難領會如何用營養學等預防方法的相關實務，來優化健康、延緩疾病發生，並降低疾病嚴重性。」試想：那些未受過營養學教育的人，如果要了解這個顯然快速演化的研究領域，會有多麼困難？

所有開發中國家的營養指南，都避免談到這個令人不舒服的事實。他們轉而推薦以每個人一次所需的營養為基礎，依男女性別及年齡的不同，稍微做一些調整。但這種方法不能滿足我們大多數人對營養的需求，目前推薦的服用量，無法達到任何人所需的最佳攝取量。

本書並不是大腦的教科書，也不是營養學的入門書，撰寫本書只是想呈現大腦與營養如何交互作用。大腦的每個部位都緊密連結且和諧工作，以控制你的情緒、專注力和注意力。它們全都參與記憶的登錄、儲存和提取。同樣的，身體無時無刻都需要所有重要的營養，這些營養必須達到最理想的數量及最適當的平衡。這個世界上沒有魔術營養丸。

雖然聽起來好像很複雜，但本書會一步一步教你如何改變飲食，並選擇適當的營養補充品。採用這個策略立即得到的回報，是大腦的活力明顯增加了——情緒、專注力、創意與職場表現，都會變得比較好，在享受生活、睡眠品質與妥善應付壓力方面，也會有所改善。長期來說，我列出的飲食方式，可幫助你避開阿茲海默症和其他失智症的攻擊。

還有最後一個重點。熟悉目前大腦研究的讀者，會意識到自己對現在叫做「微生物學」（microbiome）的領域產生極大的興趣——畢竟，身體內有幾十億的微生物跟我們一起生活。在生命剛開始的頭幾天，大量的微生物集結起來，包括細菌、病毒和菌（fungus），把我們當成殖民地。雖然存在於每個人腸胃中的微生物，是相對穩定的，但在我們長期承受壓力，還是服用抗生素或接受化療時，這些微生物會產生變化。在飲食不正常、腸胃炎或旅行時，微生物也會快速改變來因應這些變動。

微生物的改變和多樣性，跟心臟病、自主免疫疾病、肥胖、新陳代謝症候群和第二類型糖尿病有關。透過跟中央神經系統的交互作用，腸胃中的微生物也會影響大腦的功能。我們知道，一個健康的微生物，對嬰兒神經系統的正常發展，扮演重要的角色。成年人大腦的健康也會受到影響：相關研究已開始建立這個隱藏在我們身體中的微生物世界，跟焦慮症和憂鬱症程度的關係，甚至發現它跟自閉症、兩極症（bipolar Disorder，以前叫作「躁鬱症」）和思覺失調症（schizophrenia）也有關係。

目前尚不完全清楚的一點是，我們如何可以操控這些複雜的微生物群落：在我們能夠駕馭它們，來改善心智和身體健康之前，還需要進行很多研究。基於這個原因，我覺得本書納入微生物的討論有點過早，但請持續關注。這個複雜的領域，進展得很快。

第一部

大腦使用者指南

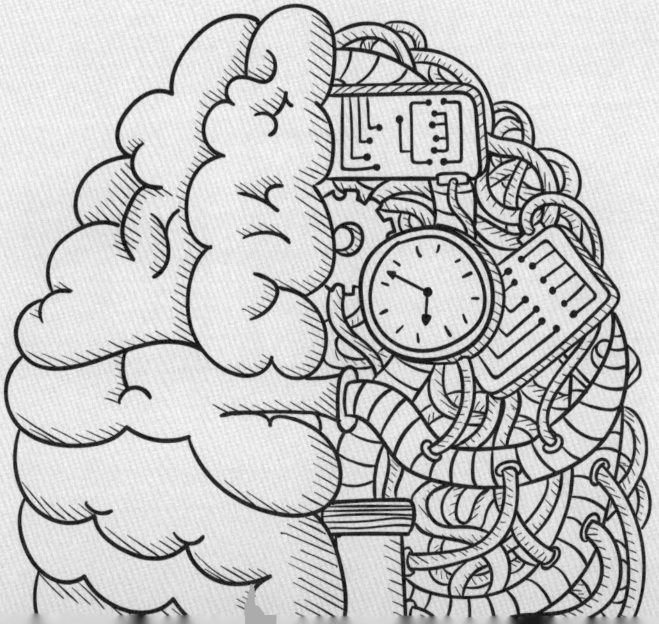

第一章

跨越時光的旅程

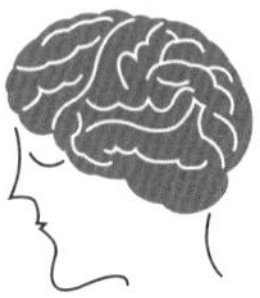

我，喬治．布希，美利堅合眾國總統，現在宣布，從一九九〇年一月一日開始，是腦的十年（The Decade of Brain）。我呼籲美國所有的公務員和人民，用各種適當的計畫、典禮和活動，來宣揚這個十年。

一九九〇年七月十七日，美國總統布希在白宮簽署了第六一五八號總統文告，宣布從一九九〇年一月一日起，進入腦的十年。在這之前的十五年，腦造影技術大幅改進，現在可以直接看到大腦內部的工作情形。當技術進步到這個境界，時機就成熟了，政府可以啟動公共和私人的基金，進行這個前所未有的大腦研究。

這個新的計畫非常吸引人，醫生希望新的研究經費注入，可以幫助他們更了解從憂鬱症、自閉症到思覺失調症、癲癇、藥物上癮和失智症等各種心理健康失調，是出了什麼問題，以及如何發展出新的、更好的預防和治療方法。因為精神疾病耗費大量的醫療照護支出，這個花費還持續高度成長，政府部門和健康經濟學家明確贊成相關的研究計畫。

對我們其他人來說，這個十年開始了對大腦科學的長期愛情長跑。跟以前所有的歷史相比，在腦的十年中，有關大腦和它內部運作的知識，是以前的兩倍。媒體用聳動的標題，來報告大腦的新發現。科學家也用寫通俗的科普書，來回報媒體的熱情；在書中，科學家解釋他們高科技的研究，這些書創造出更見多識廣的觀眾，他們渴望能學習到更多。

我們被激起好奇心。大腦如何控制我們的行為、我們的思想、我們的情感？所有這些新科學，可以使我們變得更聰明，或是改變困擾我們一生的憂鬱症和焦慮症方向嗎？我們是否開始能了解好朋友或家人的大腦在想什麼，使他們走上絕路？這些大腦知識和它運作的方式，最終可以告訴我們：是什麼造成現在的我們嗎？

中央發號司令台

想了解大腦及它如何控制我們身體和情緒的運作，是從有文字記載的人類歷史以來，就有這樣的探索。古希臘人不太了解大腦的基本生理結構，所以當時的辯論，都是哲學上的問題：普通常識（common sense）落在大腦的什麼地方？大腦的哪個區域，控制著我們的記憶、理智和想像力？大腦和靈魂、精神或心靈的關係是什麼？靈魂在大腦的什麼地方？

希波克拉底（Hippocrates，四六〇～三七五ＢＣ）認為，大腦是智慧的所在地，負責我們所有的感覺。他說：「人應該要知道，從大腦，而且只有從大腦，我們得到快樂、喜悅、笑語和嘻笑，以及我們的悲傷、痛苦、哀悼和眼淚。」然而，不久之後，另一個知名且有影響力的希臘人亞里斯多德（Aristotle，三八四～三二二ＢＣ），又有另一種權威觀點。亞里斯多德和他的追隨者說，不是大腦，而是心臟決定我們到底是誰。心臟是我們唯一的智慧來源。大腦只不過是一個冷卻機制，只有在釋放心臟過度工作，而製造出大量熱的時候有用，因為它扮演的是安全活門。

下一段旅程不需要大腦

古代埃及人也不注重大腦，埃及人跟他們同一時代的其他文明一樣，都在人死亡之後，做成木乃伊，他們認為肉體在死後可以復活，所以要盡可能好好保存，復活時可以再使用。

製作木乃伊的過程很冗長與費力。內臟都要第一時間拿出來，因為它們很容易腐敗。這些器官會個別進行防腐處理。只有一個器官留在身體裡面，就是心臟。這是因為心臟是智慧和情感的泉源，對死後的生活很重要。他們把身體和未經搬動的心臟進行脫水和防腐處理。其他內臟隨後會放回它們原來的地方，再用麻布把身體包裹起來。每層布之間都放著護身符，以保護身體到下一個世界時，不會受傷。

過程中，他們唯一丟掉的器官是腦。古埃及人認為，他們不需要腦，就可以在另一個世界活得很好。

遠離迷信

七世紀到十三世紀，是伊斯蘭教的黃金時代，許多科技和醫學的新想法湧出，迷信的大腦假設，逐漸被系統化和科學的驗證取代。海桑（Alhazen，九六五～一〇四〇）是偉大的阿拉伯物理學家、數學家，他在光學上有偉大的成就，最為人知的，是解釋眼睛如何把影像傳到大腦，他是第一個宣稱所有關於大腦如何運作的假說都該丟棄，除非這個假說是實驗可以觀察得到的。「追求真實的人，並不是研讀古書，然後相信它們，而是懷疑自己對這些說法的信仰，質疑他收集的這些說法有何問題；追求真實的人是屈服於論據和實驗展示，而不是說人的本性充滿了不完美的缺陷。」

這是我們今天所謂科學方法的起源。

在文藝復興時期，許多科學家都是極有成就的藝術家。在他們仔細解剖之後，開始看見人體的結構，而每一個新發現，都需要記錄和畫下來。所以，藝術家和科學家就這樣一起發展起來了。藝術與科學結合最有名的例子，就是集藝術家與發明家於一身的達文西（一四五二～一五一九）了。他是自學的解剖家，一開始的研究是生理和解剖學，所以可以把人體更真實地表現在他的畫布上。但他也對大腦結構有興趣，因此畫了很多詳細的大腦圖。

我們今天運用的大腦各部位名稱，就是在那個時候標上去的。大腦（cerebrum）是拉丁文的腦，位於腦殼前端，體積是整個大腦的三分之二。它包括兩個腦半球，左半球和右半球，大腦控制著高層次的腦功能，如思考和動作。小腦（cerebellum，拉丁文的小腦）在腦殼後端，控制著動作和平衡。延腦（medulla）在小腦前面，調節身體的非自主歷程，如血壓、心跳、消化和呼吸。

當皺褶成了一件好事

最早也最有名的解剖教科書之一，是一五四三年出版的《人體的構造》（*De Humani Corporis Fabrica*；英文：*On the Working of the Human Body*），作者是安德雷亞斯・維薩里（Andreas Vesalius，一五一四～一五六四），這是第一本區分出大腦灰質和白質兩種大腦細胞組織的書：大腦的外層皮質由灰質組成，白質是中間的神經纖維。

這也是第一本正確畫出大腦表層的書：大腦表層有許多皺褶，形成腦溝（sulci）和腦迴（gyru）。早期的解剖學家以為，這些迴旋的起伏是隨機的，很像他們剖開肚子時，看到的捲曲小腸模樣。維薩里就不認為這些迴和溝有什麼特別的。「人的大腦沒有什麼特別之處，我在驢、馬、牛和其他動物的大腦內，也都看過這些迴溝。」他說。

然而，到了十六世紀結束時，人們知道維薩里是錯的。大腦表面的迴和溝，既不是隨意的，也不是捲曲的，它們都牢固地連結到大腦底部。而且，高等動物的比較深。在比較不同動物的大腦時，大腦皮質越大，腦溝和迴會變得越複雜。這個時期的版畫，顯示出清楚的演化歷程：河狸（beaver）的大腦很平滑，狐狸的大腦有五個迴旋（convolution），馬的迴旋比羊深，大象的迴旋又比馬深。但沒有任何一種動物的腦，像人類的迴旋那麼複雜。

腫塊、隆起和人格

十九世紀初，法蘭茲．喬瑟夫．高爾（Frang Joscph Gall，一七五八～一八二八）這位德國解剖學家，有很多人都對他很感興趣。靠著熟練的解剖技術，他成了第一個找出顱內十二條神經的人，這些神經透過腦殼的通道出於大腦外，而不是透過脊柱。有些顱內神經控制著感覺器官，有些控制著肌肉，其他的連結到器官上或內臟，如心和肺。這些發現很重要，因為他，神經學逐漸發展成一門獨立的學問。

但高爾在顱內神經上的貢獻，並沒有讓他吸引到最大多數人注意；他會變得有名，而且廣受一般大眾歡迎，是因為顱相學（phrenology）的理論。根據他的理論，大腦不是一個器官，而是由很多器官組成的，每個器官各在大腦特定的迴旋處，每一個控制著不同的情緒和心智功能。因為大腦的腦殼形狀和迴旋有關，他相信，腦的大小和形狀，它的腫塊、隆起和凹陷，可以預測個體的人格特質和心智能力的強弱。

針對社會上行為極端的人，如罪犯和牧師，高爾檢視他們的大腦，把他們大腦特殊的地方畫下來，找出所謂誠實、自律、正直、毅力等特質，甚至是音樂之類的藝術天賦。感受個人各自的腫塊，或是解讀某人的腫塊，變成一種廣受歡迎的娛樂：星期天下午沙龍的娛興節目。聽說甚至連維多利亞女王都邀請顱相學家去替她的孩子摸頭，想搜尋他們內在的才能和脾氣。

到了十九世紀中葉，顱相學變成一個賺錢的事業，尤其在美國，很多大城市都設立了顱相學機構。這些顱相學家宣稱他們可以診斷疾病，計算未來得病的機率。情侶在婚前用它來測試兩人是否契合，企業用它去篩選來求職的人。甚至連政客在競選公職前，都會求教顱相學家。有些當時的名詞，我們到現在還在用，例如「知識分子」（highbrow）、「低俗的人」（lowbrow）與「你該去檢查腦袋了」（你的頭腦有問題了；you need your head examined）。

顱相學讓位，心理學誕生

唯一的麻煩出在高爾身上，因為他雖然是個技術高明的解剖學家，卻不是一個很好的科學家。他的原始研究有很大的抽樣問題，他只找符合自己理論的人來做，也只報告符合他理論的結果，凡是不符合的資料，就統統丟棄一旁。法國的生理學家尚・皮埃爾・弗盧龍（Marie-Jean-Pierre Flouren，一七九四～一八六七）公開宣稱他對這種偽科學的厭惡，對顱相學家這樣欺騙大眾感到憤怒。後來，拿破崙請他去驗證高爾的理論。他用動物做實驗，證明高爾是錯的，並沒有證據支持他的理論。

然而，大腦形狀和功能之間的關係，最後使得科學家回頭去想皮質上迴旋溝迴的本質。為什麼人類的迴旋比動物複雜許多？是什麼樣的壓力，使大腦產生突起的腦迴和凹下的腦溝？卡爾・威尼基（Carl Wernicke，一八四八～一九〇五）認為，這是為了增加大腦的面積。當我們越來越聰明時，大腦就要越來越大，但大腦的發展受限於腦殼大小。當大腦無法向外擴展，只有向內擴展，而褶痕幫助面積擴展。

到了十九世紀末葉，開始出現大腦結構和功能的詳細地圖。前腦（forebrain）包括大腦皮質，是我們感覺、學習和記憶的所在地。訊息從眼睛、耳朵和其他感官進來，都先送到中腦去，然後再傳回前腦。語言在左腦，而呼吸和消化這種非自主控制功能（involuntary function）在後腦，那裡有最多顱內神經。

到了一八〇〇年後期，人們重新喚起對心智影響行為的興趣，「心理學」這一門新的學科因此誕生。德國生理學家威廉・馮特（Wilhelm Wundt，一八三二～一九二〇）是第一個用系統化的方式，去研究不正常的心智狀態，他運用可測量的現象，像是注意力廣度（attention span）和反應時間（reaction time）來做指標。他認為，心智處理（mental processes）可以分析和計算，就像化學家去分析和分類化合物一樣。

在研究法上，馮特也有很大的貢獻。他堅持所有的實驗，都必須在嚴謹控制下的情況進行，而且要詳細記錄過程，使別的實驗室也能重複做出同樣的結果。假如一個實驗的結果不能複製，這個結果就有可能不是真的。

有趣的是，最近的科學分析發現，竟然有五〇%的科學論文在發表之後，別的實驗室無法複製出同樣的結果，就連在龍頭醫學期刊發表的文章，也有這種現象；因此，有可能是誤導的結論（譯註：這是目前一個很嚴重的問題，如果著名期刊發表的論文都不可相信，那我們要相信什麼？台灣自從台大論文造假，從校長到研究員的事情爆發之後，我們在國際上的名聲大大受損，五十年的努力，可能才換來台灣在國際學術界的地位，五件造假可能就毀了前面的心血，做研究，不可不慎）。

一個意外的實驗

哈佛醫學院的華倫解剖博物館（Warren Anatomical Museum）有一個玻璃櫃屋，裡面裝著一組奇怪的物件：一個男人的頭骨、一個男性臉孔的鐵面具和一根長鐵棒。頭骨和面具屬於菲尼斯．蓋吉（Phineas Gage）的頭和臉，他曾是鐵路工頭。而鐵棒是蓋鐵路時炸山用的，在石頭上鑿個洞，把炸藥放進去，上面用泥土覆蓋，用這根棍子把土塞緊，然後點燃引線。

一八四二年，蓋吉二十五歲時，負責建造一段通往維蒙特州（Vermont）的鐵路。在他要用這根棍子去塞緊炸藥時，炸藥爆炸了，這根棍子穿過他的臉頰，從額葉伸出，把他震到十丈之外，坐在地上。

驚人的是，蓋吉活了下來。意外發生之後，他馬上就能走路、也能說話，自行回去旅館，在那裡，醫生隨後從他破碎的頭蓋骨鑽洞，把棍子從他的腦袋拔出來，並處理他的傷口。起初，他從昏迷、腦部感染以及譫語階段中恢復時，穿插著一段又一段的清醒時間。然而，他在接下來四年的恢復期，是緩慢而且不穩定的。他的奇蹟恢復，歸功於治療他的約翰．馬丁．哈洛（John Martin Harlow）醫生：當時很少有醫生的技術這麼好，足以成功地排出他大腦的膿瘍。

蓋吉的身體復元得很好，雖然失去一眼的視力，還有一邊的臉頰麻痺。但他的性格完全變了。他曾是一個非常負責任、安靜、勤奮的工頭，現在卻變得乖戾和好鬥。被鐵路公司開除之後，他發現很難找到任何待得下來的工作。這個知名的個案，在很多神經科學的教科書中都可以看到，是研究大腦結構跟行為關係的一個里程碑。它不但顯現人格跟額葉皮質有關係，還告訴我們這個地方受傷了，行為會有什麼改變。

最近，加州大學洛杉磯校區（UCLA）的研究者重新檢視這個個案，用腦造影技術去看當年大腦受傷的部位。結果，他們發現，那根棍子造成大腦白質大面積的損傷。我們現在知道，**白質連結大腦很多部位，它們一定要共同工作，我們才能作推理和記憶。蓋吉大腦白質的破壞，使他的行為劇烈改變。**

蓋吉在受傷十二年之後死於舊金山，得年三十七歲。

顯微鏡透露更多祕密

顯微鏡的改進，也使我們更加了解大腦的祕密。十七世紀中葉，英國科學家虎克（Robert Hooke，一六九五～一七〇三）用放大鏡來檢視一個銀行軟木塞。他發現，軟木塞其實是很多小室緊密組合在一起所形成的。因為它們很像修道院裡修士住的小房間或單人小室，他把這些結構取名為「細胞」（cell，譯註：一排排相似的小房間叫 cell，例如牢房、軍營的房間）。虎克發現的，是從植物到動物和人類，所有生物最基本的結構。

當光學進步時，放大鏡就被顯微鏡取代了。雖然一開始粗糙，顯微鏡帶給我們大腦的內部結構訊息，卻是前所未有的。人類發明新的方法，去「修整」脆弱的、像果凍一樣的大腦組織，把它浸在酒精或福馬林（formaldehyde）中，讓它不能分解，方便操作，並可以切成幾乎是透明的薄片。各種染色技術發展出來，使細胞的顏色增加，得以標示不同的內部結構。

但科學的進步，很少是直線前進、一點一點串接起來的步驟。衝突的看法多半會出現，導致不同派系之間的爭論，每個人都主張自己的科學觀察說明是正確的。神經解剖學這門科學的初期也不例外。雖然科學家都同意，細胞是生物最基本的單位，很多人卻不認為大腦和神經系統也是如此。西班牙病理學家聖堤亞果・瑞蒙・卡哈（Santiago Ramon Y. Cajal，一八五二～一九三四）是第一個認為在大腦中被稱為神經元（neuron）的細胞，就是大腦和神經系統最基本的功能單位，而有越來越多科學家也這麼認為。但另外一組人卻認為神經元不是，他們認為密集的網狀組織（reticulum）神經纖維，才是控制大腦功能的單位。

傳承下去

現在，我們知道神經纖維是投射到神經元去，而不是獨立在神經元之外自己運作的。每一個神經元有三個顯著部件。最大的叫作細胞體（cell body或soma），裡面住著細胞核（nucleus）。從細胞體投射出去許多有刺樹枝狀的東西叫做樹狀突（dendrites），它們自己往往會多次分枝，並集結成樹狀突樹。它們從別的神經細胞那裡接收化學訊息，送回到細胞體，細胞體再把這個訊息送給其他細胞。軸突（axon）或神經纖維（nerve fiber）這些與細胞體明顯不同的突狀物，它的工作是確保訊息送出。

每一個神經元有很多樹狀突，但只有一個軸突，有些軸突非常長，例如，從脊椎到腳趾頭肌肉的軸突，可以到一公尺長。大腦灰質包含大部分的細胞體和樹狀突，還有一些軸突，而白質絕大部分是軸突，只有少許的細胞體。在十九世紀時，很多人不相信細胞體、樹狀突和軸突屬於一個神經元，因為當時它們是分開來研究的。

因為成熟的大腦在顯微鏡底下非常複雜，卡哈認為用胚胎的大腦可能比較容易驗證生命的初期階段，也就是大腦還沒有發展得很好的時期。他用當時剛開始發展，新穎且效果較好的銀染，去染色小雞的胚胎，就發現細胞體、樹狀突和軸突，都是同一個神經元的部件。卡哈跟達文西有很多共通點：不但是很好的解剖學家，還是有造詣的藝術家（譯註：以前沒有照相，科學家得自己畫出他所看到的肌肉、骨骼和細胞組織）。現在，他筆墨精細的美麗畫作，在馬德里的卡哈學院（Cajal Institute）還可看到。

卡哈在一九〇六年拿到諾貝爾醫學獎，一起得獎的，是發明銀染的義大利病理學家卡米洛·高爾基（Camillo Golgi），他的銀染使卡哈看到了細胞的組成。

腦波

雖然解剖學和顯微鏡可以讓我們看到大腦的結構，但那些圖片是靜態的，它並不能顯示大腦的活動。所以在十九世紀末期，科學家觀察到大腦自己發送出來的電波訊息。藉由直接打開兔子和狗的腦，並放上電極，得知這些電波可以記錄下來。而這些訊息起起伏伏的，所以叫腦波。

德國有位生理學家，同時也是精神科醫生的漢斯·伯格（Hans Berge，一八七三～一九四一），發明了第一部記錄人腦電波的儀器，叫EEG（Electroencephalography）。他發現，可以不用打開大腦。電極可以直接貼在頭皮上。電壓的改變，讓EEG收集來的電波非常微弱，比一個AA電池的電流小一萬倍，但至少現在可偵察到活人大腦的運作了。我們可以開始看到，這個複雜且神祕的器官如何運作。

EEG的發明，是神經學上的重大發展，而且，直到現在我們還在使用。動物實驗顯示在癲癇發作前，腦波會出現異峰突起（spike），所以在第二次世界大戰時，空軍用EEG來篩選飛行員，確定他們適合飛行。一九五〇年代，科學家第一次發現，睡眠時的腦波，跟清醒時一樣。在這個發現之前，大家認為睡覺時，大腦也在休息，簡單來說，就是疲倦大腦的一段停工時間。但EEG的圖表顯示並非如此。睡眠時，大腦跟清醒時一樣的忙碌〔譯註：尤其有了核磁共振以後，科學家發現，睡覺是身體在休息、大腦在工作，尤其作夢時的腦波，跟清醒時的貝塔波（beta）一樣〕。

在後面的章節裡，我們會詳細檢視睡眠，因為我們現在知道，一個好的睡眠，對新陳代謝和認知功能（包括學習和記憶），都有關鍵性的作用。我們也會看到，能不能一夜好眠，跟你餵食大腦什麼食物有關。

「火花和湯」的戰爭

有一個重要的問題還沒有得到答案：神經元是如何溝通的？到二十世紀中葉，大家都同意神經元是彼此分開的，並不像十九世紀網狀組織派認為的那樣，是黏在一起形成一個連續性網路。神經元之間的縫隙叫突觸（synapse），它位於一個軸突的尾端，和另外一個神經元樹狀突的前端之間。主要的問題在於，訊號如何打造跨越這個縫隙的路線。如何把訊息從這個神經元傳送到另一個？訊號的本質是電流還是化學？

藥學家（pharmacologists）認為，神經元靠放出化學物質到突觸中來傳遞訊息，而神經生理學家認為，是電流的「火花」從這個神經元跳到另一個，來把訊息傳遞過去的。結果，兩者都對。神經元之間訊息的傳遞，的確是靠把分子從一個神經元移到另一個。兩個科學家奧圖・路維（Otto Loewi）和亨利・戴爾（Henry Dale）在一九三六年拿到諾貝爾獎，因為他們發現，神經傳導物質（neuro transmitter）這個化學物質，會從一個神經細胞軸突的終端被釋放到突觸中，這個帶有訊息的分子迅速游過突觸，到達另一神經元樹狀突的彼岸，把訊息從神經元帶到器官和肌肉。

然而，儘管發現了電的突觸，藥理學家還不能這麼快慶祝勝利。一九五〇年代，科學家在原始動物小龍蝦（crayfish）的大腦裡，首度找到電的突觸，後來發現所有的神經系統中都有。雖然電突觸很稀有，但它們跟化學突觸不一樣。首先，他們建立在速度上，傳送更是異常的快速，一毫秒分之幾就過去了。電突觸跟反射反應（reflex）有關，它像閃電一樣快。第二，電突觸是同步發射的，會有一組神經元同時活化來強化反應。例如，荷爾蒙的腎上腺素（adrenaline）和可體松（cortisol），必須靠電突觸來同步發射到我們血液的循環系統中，才能對壓力作出立即的反應。

對神經元來說，這兩種溝通方式都是重要的。它們是互補的，唯有一起工作，我們才會有正常的生理功能。

其他大腦細胞

雖然大家都把注意力放在神經元上，因為它們是大腦主要的演員，但其他細胞也需要觀察。一開始時，大家不認為它們是細胞，以為僅是神經元之間的填充物。後來，細胞染色技術進步了，才發現它們是獨立的細胞。他們被稱為膠質細胞（glial cells），因為當時以為他們的作用，是把神經元固定在特定位置上，提供支持作用（希臘文glia是膠glue的意思）。

然而，早期的神經科學家，低估了膠質細胞的作用。有些膠質細胞，像是寡突膠質細胞（oligodendrocytes），會把自己包在軸突上，形成絕緣體叫做髓鞘（myelin sheath）。這個絕緣體，使電流可以快速通過而不會短路，是軸突的保護者。大腦白質主要就是這些包了髓鞘的軸突，它們連結大腦不同部位的灰質，以產生功能。神經纖維會叫白質，就是因為這些髓鞘是白的。

寡突膠質細胞使軸突運作正常，補充軸突的營養，把產生的廢物運走，修補它。假如需要更新髓鞘，這些寡突膠質細胞會負責。假如軸突失去髓鞘，就會受損，產生傷疤，使運送訊息的速度變慢，失去髓鞘是好幾個嚴重慢性神經症的原因，包括巴金森症（Parkinson's disease）和多發性硬化症（multiple sclerosis）。

血腦屏障

膠質細胞也是血腦屏障（blood-brain barrier，簡稱ＢＢＢ）的主要成份。ＢＢＢ是一百多年前發現的，當時，好奇的科學家注射染劑到動物的血管去。這個染劑染了幾乎所有的細胞組織，除了大腦和脊柱以外，因為這兩者都能阻擋染劑進入大腦。我們現在知道，腦血屏障是個半滲透性的膜，目的是預防一些分子進入大腦，允許某些分子進入。可能會傷害大腦的毒物、從身體其他部位進來的神經傳導物質以及其他的藥物會被阻擋，營養和有些藥物可以進來。

對血腦屏障來說，膠質細胞是非常重要的。在身體的其他部分，分子可以自由進出血管，哪怕是最細的微血管。在大腦裡，膠質細胞在血管壁上組織得非常緊密，選擇性地阻止大分子離開血管進入大腦。最近的研究發現，膠質細胞的作用不只是守門人和管家。它們在突觸的形成上，扮演主動的角色，而失去功能的膠質細胞，會導致神經上的疾病，像是多發性硬化症，它的重要性，比以前認為的還要多得多。

愛因斯坦是個偉大的科學家，直到今天，他的名字還是和天才（genius）畫上等號，但他在一九五五年過世時，大腦被取出保存起來，切片被送到全世界各地，讓科學家進行檢驗。大家都想知道，他的大腦為什麼這麼特別。他的腦比較大嗎？他的額葉皮質比較大，或是神經細胞比一般人多嗎？並沒有。其實，他管語言和說話的地方，還比預期來得小（愛因斯坦到四歲才會說話）。科學家覺得很困惑。

一直到一九八〇年代，才意外發現一些事實。跟不是天才的大腦相比，愛因斯坦的大腦並沒有更多神經細胞，但他的膠質細胞比別人多，尤其是在掌管創意和複雜思考的地方。看來，我們還沒有真正了解膠質細胞扮演的許多角色，尤其是它跟智慧的關係。

現代腦造影技術

現在，二十一世紀的技術，讓科學家可以研究比較不明顯，也比較細微的大腦功能，像是創意和邏輯思維。這些調查的新方法，根據的事實是，大腦的任何領域在活動時，會運用比較多的葡萄糖和氧氣。這些增加的運用，可以從一些大腦掃描的新形式看到。比較多氧氣和葡萄糖的部位會亮起來，而沒有參與大腦特別任務活動的大腦部位，會呈現暗色。此外，計量EEG（Quantitative EEG）這種新形式可以看到不同心智活動時的大腦電流活動。像這樣的技術，開創了新的大腦地圖時代，使大腦質的變化，像是情緒、創意、欲望或厭惡，可以在大腦的某些特定地方看到。

大腦地圖有許多用處。現在，我們可以比較沒有憂鬱症的大腦，和憂鬱症患者大腦的情形，以得到比較正確和特定的診斷。接下來，這些訊息也可以幫助確定最佳療法的選項，以及針對特定病例的療法是否適用。大腦地圖不僅僅在醫療科學上有好處，也有商業上的功效。在大約過去十年來，大學的科學家開始跟市場調查員合作，找出什麼因素使顧客願意「買」，他們不只是想了解什麼樣的廣告會吸引顧客去買，還想知道為什麼。

「神經市場學」（neuromarketing）和「神經經濟學」（neuroeconomics）這兩個名詞，已經進入了企業和校園，在市場的策略上，開啟了一個全新的向度。

神經市場學——玩弄我們的大腦嗎？

一個大家熟知的市場學例子，可以說明大腦地圖對工業及商業如何有用。二〇〇八年，菲多利（Frito-Lay）速食公司想推廣自家產品奇多（cheetos）的市場。這個有起司味道的零食，是孩子的最愛，卻是營養師最討厭的東西。菲多利公司想把奇多打進成人市場，所以雇請一家神經市場學的公司，去調查什麼可以打動成人的心，去買奇多來吃。吃袋裝的奇多會弄髒手。不過，大部分的孩子並不在乎吃到滿臉滿手黃黃黏黏的，菲多利公司想，這一點可能是大人會在乎的。

但大腦地圖顯現出不同的故事：吃到滿臉滿手正是成人喜歡的。吸吮手指頭上的起司粉屑，啟動了大腦某個地方，明顯使這些大人重溫當個頑皮小孩的過往。有了這個訊息之後，公司就在電視上推出一系列的廣告，廣告中的成年人像孩子一樣，大把的從袋中抓起奇多，塞進嘴裡。有一個廣告，是飛機上的乘客，把奇多塞進坐在他旁邊大聲打呼的乘客鼻孔裡。另一個廣告，是一個婦女在自助洗衣店中，把一袋橘色的奇多，倒進別人白色衣服的洗衣機中。

一般觀眾並不喜歡這種廣告，他們覺得這些是居心不良的行為。但大腦地圖顯示早期的廣告潛意識，激發正向的反應。所以，菲多利把這些廣告送上電視，賺了四千七百六十萬美元。

我們從腦的十年學到了什麼

這十年來，我們對大腦的組織和功能，得到前所未有的了解，但儘管在相對短暫的期間，有數以百萬計的研究刊登出來，然後從那時起，對運作中大腦的偵測能力，也有很大的進展，但我們對如何保持大腦的快樂、健康及工作效率，仍然所知有限。

在對大腦的知識大爆炸的同時，我們的大腦卻好像越來越脆弱，失智症（dementia）這個年老最害怕的疾病，是公共衛生最關心的議題。而我們才剛剛開始了解，憂鬱症加諸全球富裕國家負擔的強度。

在生命向度的另一端，我們孩子的大腦，也好像更容易受到心智健康問題的傷害：越來越多孩子被診斷出注意力缺失和自閉症。這些疾病對經濟、社會和心理上的耗費非常大。自殺現在是十大主要死亡原因，而一百年前幾乎沒有。孩童和青少年沒辦法跟大人談心這種哀傷的情況，變得越來越普遍。在這些方面的統計，腦的十年好像沒什麼作用。

雖然有這麼新的技術可供使用，醫學對我們神經系統為什麼會失去功能，卻沒有什麼新的見解。可不可能是因為直到現在，我們都沒有去檢視餵食大腦的食物是什麼，以確定大腦每天必須有什麼基本營養，才能正常的運作和維修呢？

第二章

先天vs.後天

「你」、你的快樂和悲傷、你的記憶和你的野心、你的個人認同和自由意志，其實都不過是一群神經細胞跟與它們有關的分子的組合而已。

～法蘭西斯．克里克爵士（Sir Francis Crick），《驚異的假說》（*The Astonishing Hypothesis*）

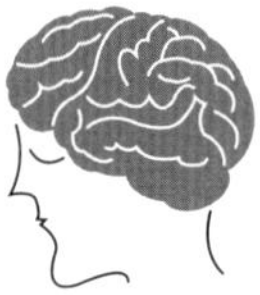

就像十九世紀時，心理學和精神醫學這兩個領域，是從我們對大腦如何運作的興趣，因而產生出來的雙生子，一九五〇年代中期，認知科學也召集了很多各個領域的科學家，而有了大幅進步。在實驗室中，你會發現神經科學家、心理學家、精神科醫生、人類學家、哲學家、語言學家和人工智慧專家一起工作。

認知科學家的共同目標，是了解我們需要運作的大腦基本技能，以及我們怎麼取得它，使它更精準並預防它變壞。我們在乎的是如何學習，而不是我們知道了多少，認知科學聚焦在我們如何解決問題、對新挑戰作出應對的方法，以及對每天生活作出恰當的情緒反應。它研究長期和短期記憶、邏輯和推理，對我們聽見或看見的訊息能多快、多好地去處理；而這些技術都因年老而能力下降。

這些技能正是構成我們智商（IQ）的因素。甚至在很小的孩子身上，不需要任何正式的測試，也可以看到出乎尋常的認知能力。有好奇心、能推理、未經挫折便能解決問題、聽從指示的學齡前孩子，天生有很好的認知能力。一旦入學，這些孩子很快就達到讀寫的基本能力。對這些孩子來說，學習是快速且有趣的。

但天生認知能力沒那麼好的孩子會很容易分心，很難注意或記得昨天或上星期學的東西。對他們來說，學校是無趣的。然而，這個時候，好的老師就很重要了，因為認知能力是可以教的。它們可以改進，經營訓練和練習，通常可以大幅進步。就好像弱的肌肉，可以透過鍛練強化一樣，所以，只要投下時間和努力，內在的認知能力也可以強化。我們的大腦有無限的順應力。

一切都與連結有關

雖然身體大部分的器官和組織會不斷更新。大腦大部分的一千億（100 billion）神經細胞，是出生之前就已經有了。只有幾個地方會繼續長出新的神經細胞，不過也到兩歲就停止了。然而，只有兩個地方的大腦結構，是繼續在長新神經細胞的，一個地方就是海馬迴，這個地方掌管我們的學習和記憶，以及綜合學習和情緒；另一個地方是嗅腦，座落在我們鼻腔上方，對我們的嗅覺來說很重要。這兩個地方都會長新的神經細胞，直到我們老去，但數量會隨著年齡而遞減〔譯註：二〇一八年三月七日的《自然》期刊（*Nature*），有一篇加州大學舊金山醫學院研究者的論文，對海馬迴神經細胞再生提出異議，他們的實驗結果還未被別的實驗室重複，所以暫時存疑〕。

雖然初生嬰兒的大腦神經元比成人多，但神經元比較少，只有成人的四分之一大。孩子的大腦在童年期一直增大，跟這些神經元越來越大、越來越複雜有關，他們不斷長出新的樹狀突、新的突觸。在懷孕的第五個星期，神經元就開始形成突觸。新的突觸會快速增加，直到兩歲為止；嬰兒的大腦每秒可以長出四萬個新突觸。因為嬰兒對所有東西都充滿了好奇心，這是他們跟外界互動的結果。假如這個嬰兒成長的環境，沒有身體或社會的接觸，這個突觸大量生長的現象就會停止。嬰兒大腦在二到三歲時，會大量形成新的突觸，然後慢慢下降，到童年和青少年期時，只剩下原來的三分之二。

這個下降有理由的：雖然很多突觸可以增加學習的能力，太多神經通路也會造成線路打結、反應遲緩。想像你要到新的地方去，地圖把所有可能的路線全部畫出來，從高速公路到人行的步道都有，都能通往目的地的各式道路讓你覺得混亂。你需要時間去釐清每一條路，最後才會知道哪一條比較好。所以大腦也不可以有太多的突觸，那會讓大腦過度負擔。訊號需要較長的時間，才能被送到要去的地方，它使你的思想變慢。幸好，**大腦有個修剪的功能，沒有用到的突觸會修剪掉，而透過學習和經驗留下來的迴路會強化。**

增長和修剪在大腦的不同部位發生，速度也不一樣。凡是跟感官訊息輸入有關的，像是觸覺、味覺、視覺和聽覺，在出生的頭幾個月都會快速成長，而處理邏輯思考、計畫和推理的地方會慢慢發展，一直到青春期為止。大腦結構是慢慢完成的，如果環境很理想，這個孩孩子就可以發展成一個有思考能力的人。

懷孕時喝酒和抽菸，會傷害胚胎大腦的形成和神經迴路連結。同樣地，曝露在放射性底下、受到感染和在懷孕期接觸到其他化學物質，都會影響胎兒大腦的發育。

使用或失去

不久以前，科學家還認為，人一旦長大了，大腦就不能形成新的連結。因此，假如大腦受傷了，那個受傷部位的功能就會永遠失去。現在，我們知道那是錯的。成人的大腦是不能維修，但可以不斷自行改造，持續建構新的連結，來對新的經驗作反應，也能不停去除沒有使用的神經連結。這個隨著外界需求改變大腦內部神經的連結，叫做「神經可塑性」（neuroplasticity）。

大腦的改變，可以是正向或負向的。灰質可以增加或減少。神經元可以增加它的樹狀突，去形成新的連結，或是可以減少大腦不同部位神經元之間的連結。這些大腦生理上的改變，可以從我們認知能力的改變上看到。我們可以變得更聰明、更有同情心、更了解身邊的世界，也變得比較不焦慮與思維敏捷。或者，我們也可以變得更憂鬱、更孤獨、更沒有功能。

最近的研究顯示，記憶並不像以前以為的那樣，只儲存在突觸上。在學習的過程中，神經元就會發生改變，那個改變可能是細胞核裡的DNA。這個改變看起來是永久性的，所以只要腦細胞是活的，新的突觸可以形成，記憶就可以提取，不管軸突是否受傷或樹狀突是否萎縮。這對中風或腦傷病人來說，都是一個好消息。

加拿大精神科醫生諾曼·多吉（Norman Doidge）在他二〇〇七年的暢銷書《改變是大腦的天性》（*The Brain That Changes Itself: Stories of Personal Triumph from the Frontiers of Brain Science*，中譯本由遠流出版社出版）給了很多真實生活的例子，經由創造新的神經迴路，說明大腦順應和改變的能力。這種形成和重組新突觸的能力，稱為神經的可塑性。書中的復健師展現如何幫助病人重新組合他的大腦迴路，把因腦傷或中風失去的功能找回來。**多吉認為，神經可塑性可幫助病人克服憂鬱症、焦慮症，甚至是學習障礙。**

安娜的故事

我的朋友安娜，是個活潑、充滿活力的人。她熱愛運動、敢於冒險，永遠都在挑戰體能。她在夏天滑水、冬天滑雪。一放假，她就是潛水或滑翔或坐熱汽球。冒險就存在她的血液中。

她小時候很喜歡騎馬，在四十歲時，她決定再騎上馬背。第一天在馬廄選馬時，馬廄的主人告訴她，「不要選那邊那匹黑色母馬，牠喜怒無常，無法預測脾氣。」但安娜不聽勸，「把牠交給我。我很快就會馴服牠。」她堅持。一開始，一切都很好。這匹母馬似乎很投安娜的緣，一看到她，就會跑過來歡迎她。然後，有一天，當安娜在這匹母馬的背上，附近一輛汽車逆火（backfire），發出很大的聲音。馬兒受到驚嚇，暴跳地站起來，急速跑走，把安娜摔到地上。安娜的脊椎受了重傷，連結她大腦到下半身的軸突和神經纖維斷裂。她癱瘓了。

她花了一年的時間在復健醫院，醫生告訴她只能到這個地步，不能更好了。她的心智跟以往一樣敏銳，而只要有人把湯匙綁在她的身上，把食物切碎，也可以自己進食。但其他生活功能就全要靠別人打理了。醫生告訴她，她不可能再站起來走路了。她的餘生都要靠輪椅生活。

但現在，那個使她去選那匹黑馬的固執開始發揮作用了。她決定要重新找回過去的獨立。在家裡，她接受復健師的指導，開始拚命復健。她的第一個挑戰，是自己上下床，用手臂及一個天花板垂吊下來、像空中飛人那樣的吊環。她經年累月地練習同一個動作，直到她可以做了為止。

下一步，她努力重新控制膀胱和肛門的肌肉，要讓它們可以運作。經過好幾個月的嘗試，她終於重新取得控制權，不再失禁。在出意外之後兩年，她可以在無需協助的情況下穿脫衣服、上下床、進出廚房和浴室，對獨立自理生活來說，這是很大的成就。雖然進展極為費力且緩慢，她仍然持續努力，每天花六到八個小時復健。

五年之後，她可以持枴杖走上一哩的路，雖然上街買東西或旅行時，還是要坐輪椅，不然太累了。她開一輛特別打造的小車，可以自由出門拜訪親友。她笑著說，只要能把輪椅收疊起來，放進車子的行李箱，她就完全獨立了。她非凡的復原成果，讓所有的醫生震驚。

儘管安娜的決心跟毅力可能是例外，她的故事仍是神經元有記憶力的最好例子。只要給適當的刺激，舊的神經迴路可以被重新激發，也可以形成新的迴路。

學習和記憶

短期記憶使我們把訊息留在腦中一陣子；所謂一陣子是幾秒，並不是幾分鐘，而且我們得注意它，才不會立刻失去。這個短期記憶，是我們學習歷程的第一步。長期記憶是你已經學會的技術或事實，它被保留作為未來之用，就算是幾分鐘以前學會的，只要學會了，就是長期記憶。

短期記憶主要是在前額葉皮質處理，雖然其他地方也有功勞；前額葉皮質是我們執行功能（executive function）的所在地。它協調大腦各部位的功能，把訊息送到身體各個不同的部位，是大腦最晚成熟的一塊，一直到二十歲以後才成熟。短期記憶需要大腦生物化學物質的改變，所以需要葡萄糖及荷爾蒙和多巴胺、正腎上腺素、血清張素（serotonin）和乙醯膽鹼（Acetylcholine）等神經傳導物質存在，以進行化學變化。

一旦我們學會了一個東西，要把它儲存起來，以便跟未來資料庫提取。這個過程包括把短期記憶轉成長期記憶，並加以歸檔，以便日後重新取用。然而，短期記憶是暫時的、脆弱的，而且大部分是生理本能，要把新資訊轉化成長期記憶，我們需要形成新的突觸，再經過重複的練習，把這些突觸變得強壯。每一次我們提取這個記憶時，不管是一個人的名字，還是一個新學會的技術或一個新的事件，神經元之間的連結就再度活化，突觸又再度強化。

工作記憶包括長期和短期記憶，它讓我們把很多訊息，不論是新的，還是從儲存外提取出來的舊訊息，重新組合。想像你在聽一個很長的電話留言，裡面有一個叫你回撥的電話號碼。聽完之後，你能記得留言的人名字和電話號碼，並正確地寫下來嗎？假如不行，你的工作記憶就不太好。就像短期記憶一樣，工作記憶需要多巴胺和血清張素這兩個神經傳導物質，還有腎上腺素這種荷爾蒙的幫忙，才會記得牢。

工作記憶不好的人，可能無法聽從一個多重步驟的執行指令，去填複雜的表格，或是會忘記別人剛剛講過的話。從另一方面來講，工作記憶好的人，會是一個很好的橋牌搭檔喔！

甘迺迪總統遇刺時，你在哪裡？

幾乎所有夠老的人，都會記得美國總統甘迺迪被刺時，他在哪裡。我們也很可能都會像看到清楚的快照相片一樣，記得自己的初吻。一個孩子做錯事被抓到，這個羞恥感會跟著他一輩子，他甚至會連當時穿什麼衣服都記得。

情緒的記憶是非常強烈的，不論是正面或負面，都會產生一個鎂光燈似的影像，烙在你的腦海裡。這種記憶很容易被叫出來，也都常跟著與當時發生時同樣的情緒。那些經歷或目睹極為重大混亂事件的人，尤其那些事件若包含暴力或災難，會發展出「創傷後壓力症候群症」（post-traumatic stress disorder, PTSD），我們會在第六章中看到，它可以利用飲食和補給營養來減輕。

記住不利的壓力事件，對我們的生存是重要的，它使我們未來面對必須謹慎的情境時，可以妥適調整。但太過警覺，長期下來對我們的大腦有負面影響，會影響我們的認知和神經可塑性。

快樂的腦

因為失智症越來越像傳染病一樣蔓延，現在認知神經科學的研究重點，都集中在了解認知功能如何退化：我們為何和如何失去記憶、判斷力和推理能力，以及對朋友和家人的情緒依附。

同時，其他認知神經科學家也把他們的注意力，轉去調查什麼使我們更社會化、對生活更滿意，以及較有生產力；也就是說，如何成為一個比較幸福的人。其中一位，就是哈佛大學心理系的丹尼爾．吉爾伯特（Daniel Gilbert）教授，他也是《快樂為什麼不幸福》（*Stumbling on Happiness*）的作者。他說我們祖先的生活環境非常嚴酷，壽命很短。對他們來講，每一天的工作，就是在早上起床，想辦法別在晚上睡覺之前死掉；所以，他們很少有時間去想個人生命的滿意度。但今天，對有幸生活在西方世界的我們來說，我們主要的動機和人類存在的主要驅動力，是追求幸福。

我們有時不敢談論或表達幸福的感覺，是因為人類有一種迷信，認為展現快樂會帶來不幸，也怕表達快樂會顯得膚淺和自我中心。但吉爾伯特認為，我們需要重新思考這樣的態度：「我想，問題在於『快樂』這個詞聽起來……好像很不重要，不需要去關心。但只要把這個詞先擺在一旁……你很快會發現我們不只應該關心幸福，還要做這方面的研究，否則就不可能關心任何其他事情了。十七世紀法國哲學家帕斯卡（B. Pascal）說：『所有的人都在追求幸福。沒有任何例外……這是每個人每個行動的動機，甚至連那些自殺的人，都是想追求快樂的。』如果這是所有人類行為的目標，它怎麼會是不重要的事？」

快樂的基因

心理學家認為，快樂包含至少兩個截然不同的部件：享樂（hedonia），是指愉悅的感覺，另一個是eudaimonia（譯註：這個字沒有很好的中文翻譯，它是希臘文，意思是把你的潛能都發揮出來，達到至善的地步，或許可以翻作幸福），主要是與滿足的感覺有關，也就是一個有意義、值得投入的美好人生。就一個快樂的人來說，他必須有這兩個部件，而且是重疊很多的。

雖然我們對快樂神經機制的了解還在嬰兒期，我們的確知道有人比其他人容易找到快樂。

那麼，他們的大腦有什麼不一樣嗎？有些證據指出，基因可能在這裡扮演一個角色。二〇一一年，聯合國請會員國家去測量他們的國民快不快樂。這個量表是從零到十，零是很不快樂，十是你所可能想像的最快樂。在一百五十八個國家中，二〇一五年排名最前面的十個國家，是瑞士、冰島、丹麥、挪威、加拿大、芬蘭、荷蘭、瑞典、紐西蘭和澳大利亞，美國排名第十五。

因為丹麥通常都是排名前面的快樂國家，研究者比較了一百個國家人民的基因，和丹麥人民的基因。結果發現，跟丹麥基因越相近的國家，人民越快樂。即使在校正了跟快樂有關的因素，例如，富裕、宗教信仰、地理位置、健康和社會服務之後，基因的成分仍然影響快樂。

由於好奇快樂的程度，跟與情緒有關的基因，是否有任何聯合作用，研究者於是去檢視影響血清張素新陳代謝的基因有沒有突變。有一個短版本的研究，是說明這個基因跟精神疾病（neuroticism）的高風險有關，跟生活的滿意度低也有關。讓人驚訝的是，他們確認了這個假說：在快樂量表上得分低的國家，像是義大利，這個基因的突變比較普遍。而丹麥和荷蘭，這個突變的基因最少。

最後，讓人驚訝的是，當研究者把自認很幸福的美國人，跟他們祖先來自哪個國家相配對時的結果。那些來自快樂國家祖先的美國人比較快樂，雖然他們的祖先已經離開祖國很多代了。

大腦健康和慢性疾病

負面的情緒狀態，通常跟身體的不健康有關係。相反地，快樂的人，還有那些研究者稱為有「活力情緒」（emotional vitality）的人，通常身體健康都比較好，情緒活力跟eudaimonia很相似，它的定義是「有正向的能量，可以調節行為和情緒，有全力投入生命的感覺」。這些在情緒活力上得分高的人，都有很好的認知能力，而這個認知能力，又好像跟好的身體健康狀態是手牽手一起的。他們得心臟病、中風、糖尿病的機率比較低，即使有，也是年紀比較大的時候。有一個研究甚至讓這種孩子能在作業上專注得比較久，如果在七歲時的一般表現就比別人強，三十年後他們的健康情況也會比別人好。

我們應該對心智活力和身體健康有關係感到驚訝嗎？當然不應該。控制認知能力的神經傳導物質和荷爾蒙，也是調節心臟電生理穩定，運作免疫系統和消化系統相關的神經傳導物質和蒙爾蒙。而且，這些系統正常運作，取決於神經傳導物質的有無。我們在後面的章節中會看到，這些神經傳導物質的產生和活化，不只是決定於我們的基因，同時也決定於我們吃的食物。

同理心的腦

一個比較不自我中心的認知技能，就是知道別人的快樂，跟我自己快樂一樣重要，這叫做同理心（empathy）。同理心不但是讓自己站在別人的立場來看事情（譯註：英文叫做「穿別人的鞋子」，put yourself in the shose of others），知道那個感覺，還要能做出適當的反應。同理心使我們了解別人正面和負面的感覺，了解並接受別人可能有不一樣的看法。同理心是公平正義和包容社會的基石。

相反地，缺乏同理心，是許多社會衝突的根源。它是精神病態（psychopath）的註冊商標：在某些社會裡，是反社會行為和冷血殘酷的不穩定傾向。精神病態不在乎別人的痛苦。但他們不是完全沒有同理心。大部分人的同理心是與生俱來的，而精神病態的人，他的同理心可以隨意開和關，他們可以看起來很仁慈、很有風度、很迷人，但也可以對別人做出冷酷無情、殘忍施虐的行為。缺乏同理心，是醫生用來診斷自戀狂（narcissistics）和反社會人格症的一個因素。

患有自閉症的成人或孩童都沒有同理心，因為他們在社會互動上和溝通上有問題。但研究發現，雖然他們可能知道別人的感覺，卻很難解釋或了解這個感覺。

鏡像神經元

在前額葉皮質有一組神經元，當我們移動時會活化，例如，伸手去拿手機。這組神經元在我們看到別人去拿手機時，也會活化起來。同樣地，當我們感受到痛或心情不愉快，神經元就會活化，而看到別人在痛、在悲傷時，同樣的神經元也會活化起來。一九九〇年代，義大利神經學家在猴子大腦裡發現了這些神經元，會模仿別人的行為和感覺，就像鏡子一樣忠實地反映出來，彷彿自己親身感受一般。因此，稱為「鏡像神經元」（mirror neurons）。

鏡像神經元的發現，解釋了為什麼被快樂的人環繞時，我們會覺得比較快樂。假如你對我笑，大腦中掌管微笑的神經元會活化起來，讓我感受到跟微笑有關的情緒，就會快樂一點了。鏡像神經元對社會互動很重要，沒有它，我們無法了解別人的感覺、行動或意圖。有些學者認為，自閉症就是鏡像神經元不足或功能失常造成的。

我感受到你的痛

麥迪是一個八歲的孩子，很喜歡賽跑。在學校比賽贏得第一名之後，進入市級和州級的比賽。她最好的朋友珍，也晉級到州級比賽。她們兩個人都很努力練習。每天晚上吃完晚餐，她們都會由父母陪同計時，沿著木板路旁的小路練跑。她們的期盼和興奮感都很強烈。畢竟，她們兩個人是全校多年來，終於進入州的決賽的選手。

比賽那天，麥迪和珍在賽場碰面了。但是前一天晚上，珍的母親因癌症過世了。即使籠罩在哀傷與混亂之中，珍和她的全家人，都認為珍不該缺賽。她很想跑；畢竟已經練習又練習了那麼久。家人決定來為她加油。

兩個女孩一開始都跑的很好，遙遙領先其他人。但終點卻不見她們的蹤影。由於擔心，她們的父母前去尋找，才發現兩個人就在半場的地方。原來，跑到一半時，珍不可控制地坐下來哭，而麥迪就在她旁邊抱著她哭。後來，麥迪告訴她的父母：「我想贏。但我能怎麼做？我不能坐視好友哭而自己跑開。」

有趣的是，麥迪並不知道她為什麼哭。她只是因為感受到珍的痛苦而哭。

同理心、基因和學習

在左邊前額葉皮質處，有個「同理心迴路」（empathy circuit）。大部分的研究顯示，從低到高，我們都在這個迴路的向度上。劍橋大學心理學教授賽門．巴倫—科恩（Simon Baron-Cohen），是一位心理病理學（psycho-pathology）專家。他表示，雖然我們依同理心迴路的功能，在這個量表上的高低位置不同，還是受到很多其他因素，像是從基因到教養到文化的影響。基因跟神經傳導物質的合成，和新陳代謝有關，也和荷爾蒙、前額葉皮質、神經的連結有關。

牛津大學的其他研究者，也長期研究同理心的神經機制。他們可能指出大腦控制同理心回應的區域在哪裡嗎？有點疑慮。而且假如真是如此，最有同理心跟慷慨的人，他們大腦掌管同理心的地方會比較大嗎？運用腦造影的新技術，他們發現在前扣帶迴（ACC, Anterior Cingulate Cortex）的一個小地方，叫做 sgACC，做同理心實驗時，便活化起來了。ACC 是大腦控制自動化歷程，像是心跳和血壓的地方。同時，它也掌管高層次的認知功能，包括衝動行為、策略制定和情緒控制。

這個實驗中的受試者，是想要找方法去幫助別人，結果只有 sgACC 活化起來。而且，這個地方的大小，的確和同理心測驗的分數相關，分數越高的人，他們的 sgACC 越大，活化的越厲害。更有趣的是，這地方只有在幫助別人時才活化，如果是去做自己有興趣的作業時，並不會如此。這是一個重要的突破性發現。許多精神科的疾病，都有缺乏同理心的問題，這個知識可以幫助醫生診斷，或是發展出新的治療方法和技術來。

同理心不是只有人類才有。許多研究都顯示，動物也有同理心。假如父母親心情不好，在臉上顯露出悲傷的表情，不但小寶寶會哭，連家裡養的狗也會哀鳴。一九六〇年代，研究者訓練猴子做對一件事情時，拉繩子就會有食物掉下來給牠們吃，牠們會很努力拉繩子，以餵飽自己（譯註：做實驗的猴子，必須先斷食二十四小時不給食物或水，這個叫驅動力（drive），靠著天生追求食物和水的驅動力，去強迫猴子對實驗做反應）。一旦把繩子和電流連結起來，這隻猴子拉繩子吃東西時，電流會去電隔壁籠子裡的猴子，於是猴子便不會去拉這條繩子了。有一隻猴子忍受飢餓十二天，只因為不願意自己享受，而把痛苦加在別的猴子身上。

同理心和鏡像神經元

同理心的發展，不只是鏡像神經元的全力發展，也跟孩子接觸到的角色模範有關；像是家長、老師和同儕。動物實驗和人的觀察顯示，同理心的發展，取決於嬰兒期親密的、照顧關係的形成機會。為了達到旺盛的同理心，我們需要在生命初期，與「特別的其他人」聯繫在一起（bond），也需要和他們形成依附關係（attachment），來反映出舒適和親密。

鏡像神經元可能也與「模仿」（copycat）行為有關。模仿是神經市場學的基本原則，也在第一章時討論過。看到有人在電視廣告上吃冰淇淋，突然間，我們也去冰凍庫去找冰淇淋出來吃。有些科學家很憂心電視和電玩遊戲的高暴力畫面，會引發鏡像神經元的模仿行為，造成更暴力的社會。馬可．艾可邦尼醫生（Dr. Marco Iacoboni）是加州大學洛杉磯校區（UCLA）的精神科教授，他是鏡像神經元的專家。他說：「媒體暴力和模仿暴力之間，已有令人信服的實驗，證明彼此是有關聯的。鏡像神經元提供一個可能的神經生物學機制，來解釋為什麼看媒體暴力的節目，會引發模仿行為。」

虐待孩子或冷漠的父母，也跟孩子後來的異常行為有關，像是霸凌、吸毒和少年犯罪。霸凌是現在學校的一個大問題。二〇〇七年，加拿大的一個調查中，有三八%的成年男性和三〇%的成年女性，報告他們在求學的時候，偶爾或常常被霸凌。研究者認為，霸凌者是很知道被害人感覺的；他們了解自己對被害人所引發的痛苦，但不在乎或實際上從別人的痛苦中得到快樂。霸凌不是正常的成長過程，而且會有嚴重的心智健康惡果。有很大一部分的青少年自殺，是跟在學校被霸凌有關。幼年期的霸凌，可以預測成年後的暴力。

被教導或被抓住？

因為同理心既是天生的，也是後天可以教的，有些學校就開始加強學童同理心的課程，尤其是針對那些來自破碎家庭的孩子。一九九六年，加拿大的幼兒園老師瑪莉．高登（Mary Gordon），在多倫多市（Toronto）開始一個叫做「同理心之根」（Roots of Empathy）的專案，是這類實驗的先驅，現在，全世界都在使用它了。這個專案，是以證據為基礎的教室專案，它大大促進孩子跟別人合作和仁慈的行為，也減低了攻擊性的行為。

一開學，這個專案會介紹一個小小老師到教室來，那是一個兩個月到四個月大的嬰兒，在這一學年裡，嬰兒跟著他的父母及一位專業人員走訪教室很多次。這個專案聚焦在父母和這個嬰兒的關係上。學童學會如何去解讀嬰兒的情緒，以及嬰兒如何看這個世界與對這個世界的反應。假如嬰兒哭了，學童要解釋他為什麼會哭。

當學童看到嬰兒成長，學會如何去解讀這個小寶寶的需求和感覺。因為觀察到父母對嬰兒的愛和照顧，他們學會如何在自己的生活中去模仿這個行為。「同理心沒有app，它必須『抓住』你的心，而不是讓你從『教導』中學會。」高登說：「他們學習如何尊重嬰兒所有的不同情緒，也學習如何照顧嬰兒，甚至幫嬰兒換尿片，而這是一種愛的行為。他們在嬰兒身上看到人文素養，也在自己身上看到。」

一個荒謬的假設？

我們花幾十億的錢去研究新藥，來幫助破碎的大腦。我們為了這個一直上升的心智健康問題憂心，不知它們是跟我們的基因，還是環境的毒素汙染，還是太過擁擠的都市生活造成壓力，還是有另外我們不知道的原因。

我們大腦的結構和基本功能，在過去的一百萬年間並沒有改變。它還是一樣需要氧、水和食物。但我們的食物改變了。過去我們打獵和採集，來滿足飢餓的需求。這種打獵和採集，通常在重要營養上是足夠的。但工業社會改變了現代的飲食，所以今天的食物卡路里很高，但營養很低。而一個聰明的不良科學家，知道如何使用便宜的、沒有營養價值的食物，弄成可以欺騙味蕾，使我們去選擇那種食物。

假如這種食物，跟我們孩子的大腦越來越脆弱、社會上越來越多隨機殺人或路上擦撞衝突有關呢？假如憂鬱症，是大腦在呼喚它缺乏維他命和其他重要的營養，使它不能製造足夠的多巴胺或血清張素呢？假設我們可以用改變飲食形態，來預防認知功能的下降，用提供足夠的營養給大腦，讓它可以去修補損傷和維持正常的功能呢？

這個看法，是亞里斯多德相信大腦不必要的主張，或是高爾的顱相學理論現代版嗎？根據目前醫學文獻告訴我們的，並不是。**這些文獻認為，失智症並非不可避免的老化結果，而是跟大腦的營養不良有關係**。每一天，新的實驗出來都告訴我們，在生命的任何階段，營養不良都會影響大腦的健康。它是多年來忽略大腦營養需求的累積後果，大腦沒有足夠的營養，去維持它的功能，並修補每天運作產生的損壞，最後它只好崩壞。所以，預防失智症和治療阿茲海默症的方法，在我們的腸胃，而不是在大腦或藥櫃。

艾曼紐．契拉斯金醫生（Emanuel Cheraskin，一九一六～二〇〇一）這位有營養概念的醫生，也是暢銷書作家和廣受歡迎的演講者，說過最有名的一句話是「人是依賴食物的動物，不餵他，會死，不好好餵他，他的一部分會死。」他如果還活著，可能會再加上一句：「包括他的大腦。」在接下來的兩章，我們會看到大腦的工作：克里克爵士依據「神經細胞廣大集合體和與分子組合」的行為，取決於持續穩定提供營養，從脂肪到蛋白質、維他命、礦物質，而這個事實，常在思考大腦的健康時遭到忽略。

第三章

營養——認知的連結

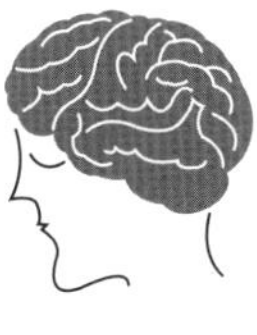

假如我們不了解細胞為什麼那樣運作，
如何能希望去了解疾病？

~尼克．連恩（Nick Lane），
《關鍵問題：能量，演化和複雜生命的起源》
（*The Vital Question: Energy, Evolution and the Origins of Complex Life.*）

這是你大腦的慢動作影片

在我候診室裡的那位女士看起來很疲倦，而且沒有精神。我發現她是當地大學的社會學教授，她說那是她一心想要的夢幻工作。但這個工作有個問題。在頂尖大學工作，代表她不只要教學，還要做研究，而且，研究的成果必須要發表。就像那句諺語說的：不發表就走路（publish or perish）。

這個教授覺得她在崩潰邊緣。她有寫作上的困難（writers' block，譯註：一種心理障礙，寫不出東西來），連帶教學上也有困擾。她無法好好組織上課的材料。面對著成堆的學生作業尚未批改，她完全不知道從何處下手。無精打采與感覺麻木，讓她的進度耽擱，待辦工作越堆越高。她向來不是個容易哭泣的人，卻突然就開始掉眼淚，連帽子掉到地上這種小事也會惹哭她。現在她幾乎完全沒辦法面對工作。「我的大腦就是動不了，」她抱怨。「我想它慢慢停擺了。」

就在她告訴我她的故事時，我在看她過去五天的飲食情形。沒有吃早飯，只喝了黑咖啡，而她一整天就只喝了咖啡。她總是因為工作，沒有停下來吃午餐，儘管偶爾她會去吃個三明治或壽司。晚餐也沒有好到哪裡去。她說：「我自己一個人住，所以不常開伙。」所以，她可能就是在回家路上去自助餐館買個三明治，或是去炸魚薯條店（fish and chips）買一些賣相有點糟的油炸魚肉配薯條充當晚餐。

我問她有沒有感到飢餓過？她說：「沒有，假如我真的覺得餓，會再去喝一杯咖啡和抽根菸。菸和咖啡會幫我度過一整天。」

你不能用咖啡和菸來驅動大腦

咖啡因和尼古丁都是大腦的刺激物。尼古丁可以在短期間增加你的警覺度，因為它會打開你的血管，增加血液流到大腦的量。但長期來說，它使同樣的這條血管變窄，會讓進入大腦的氧氣、葡萄糖以及一些重要營養素都不足。因為它對血管健康的影響，抽菸是心臟病和中風的危險因子，也會造成失智和阿茲海默症。除了尼古丁以外，香菸中的其他化學物質會毒害血管，也造成類似的傷害。

咖啡因以各種方式存在於古代的文明中。它可以增加你的注意力和心理運動技能（psychomotor skill），像是開車或彈奏樂器這種需要身體和心智活動的技能。許多運動飲料和可口可樂之類的飲品會廣受歡迎，就是它裡面含有咖啡因。每天喝一到二杯咖啡似乎有益健康，因為咖啡有抗氧化（antioxidant）的作用。它也會降低得第二種糖尿病的風險。但喝太多會使血管收縮，久了會影響學習。

這個女士用咖啡和香菸來啟動她的大腦，使她可以持續工作；不是穩定供應大腦需要的燃料，而只是偶爾推它一下。這就像車子沒汽油了，你去請人幫忙推車一樣。你可以使車子前進一點，但它一定會再停下來，除非你再去推它。一如車子沒有汽油不可能開動，不管它的引擎做得有多好都沒用，所以即使是最聰明的大腦，也需要燃料才能啟動。而這個燃料就是食物。

氧和大腦

就像大多數身體器官在新陳代謝時一樣，尤其是大腦，高度需要營養。大腦的結構需要營養，神經纖維外面包的髓鞘需要營養來維持和修補，使它可以保護大腦不受壓力或過度使用的傷害，假如受傷了，這些營養物質可以癒合傷口。

氧是大腦生存最基本的需求，透過氧才能製造出能量。這個能量生產的中心，是細胞裡一些小而美的架構：粒線體（mitochondria）。粒線體就是我們細胞中生產能量的地方，它製造細胞功能所需的能量，在這個過程中，產生了自由基（free radical），這個自由基會破壞我們的細胞（在第四章會詳細談到它）。粒線體也是細胞的發電廠（powerhouse），這些小架構看起來就像細胞本身；我們可以這麼說，它們是細胞中的細胞。它們有自己的DNA。而且，假如沒有穩定供氧，粒線體就無法發揮功能。

幾億年前，粒線體是自由生存的細菌。地球上是先有細菌，才有植物和動物的，它們可以在最惡劣的環境下生存；有的細菌甚至可以吃水泥，在很熱的水中生存。生物學家相信，在一個反常的意外事件中，這個細菌住進了另一個細菌的身體裡。這個侵入的細菌，必須製造雙倍的能量，給它的宿主使用，主人才會允許它住在身體裡，於是雙方都獲益，生長旺盛之後，變得越來越複雜：這可能就是演化的驅動力。現在有許多證據支持這個理論。然而，現在粒線體不再是自由生存的有機體了。它們現在依賴它的宿主（細胞），來提供它們生存必要的營養。

每個細胞裡的粒線體數量並不一致。紅血球細胞中沒有，肝細胞中可以高達兩千個。在心臟的肌肉中，因為心臟能量的需求高，細胞質中有四〇％是粒線體。這些粒線體非常有機動性：它們會在細胞中游走，哪裡需要氧，它們就會到哪裡去。例如，在神經細胞中，粒線體會沿著軸突走，把能量送到突觸去。

第四章會談到粒線體的生存，取決於他們是否被適當餵食。

尋求糖的大腦

大腦細胞就像我們身體的細胞一樣，需要穩定提供的葡萄糖。這些葡萄糖來自許多不同的地方。植物會提供葡萄糖，不只是因為它們吃起來像水果一樣是甜的。那些不甜的植物，像米和麥，也會從澱粉中轉化出糖來，因為澱粉中有很多葡萄糖分子連成一條長鏈。澱粉就是植物儲存它能量的地方。它吃起來不甜，是因為它不是糖，還沒有轉化成糖，不會刺激我們舌頭上對甜敏感的味蕾。但不要被騙了。一旦我們的消化酶去作用它，大部分澱粉很快就會轉化成糖，而進入我們的血液中。你要把澱粉想像成偽裝的糖。

我們大腦對糖的關係，是很複雜的。血液中的葡萄糖，會引發胰島素（insulin）的分泌，它會使細胞去用這些葡萄糖，或是把它儲存在肌肉或肝細胞中，變成肝糖（glycogen）。肝糖是我們緊急的供糖來源。當我們突然需要能量時會使用它，像是虎口逃生或趕公車。然而，我們的肌肉和肝裡，可儲存肝糖的地方非常有限，當這些地方已經滿了，過多的糖就會以脂肪方式儲存在體內。

假如我們太久沒進食，大腦會傳送訊息給胰臟，去製造另外一種荷爾蒙：升糖素（glucagon）。它會使儲存的脂肪變成糖。胰島素和升糖素的協調作用，確保即使能量進來是波動的，所有的細胞，包括大腦細胞，都能得到它們執行功能所需的葡萄糖。

按下「恐慌」鍵

所有細胞的健康，取決於穩定提供的葡萄糖，作為它們的能量，而胰臟分泌的胰島素，會使葡萄糖進入細胞中。它的作法，是把自己依附在細胞表面的大分子，也就是「胰島素受體」，來打開細胞的鎖，讓葡萄糖進入細胞內。胰島素說「芝麻開門」，細胞就慢慢把門打開了。當細胞有了足夠的葡萄糖，不需要更多時，多出來的葡萄糖，就會以脂肪的方式儲存起來，以備未來不時之需。

但如果吃進太多糖，使胰島素上升，血液中的葡萄糖就會下降，因為胰島素會使葡萄糖進入儲藏室。現在，大腦緊張了。它沒有糖，是無法工作的。「請再給我葡萄糖；再一片餅乾、再一片麵包、一杯橘子水，」大腦送出要求，「任何糖或澱粉都可以。」假如我們屈服於這個指令，給大腦更多同樣類別的食物，我們就進入了惡性循環：血糖再度上升，緊接著胰島素上升，接下來就是血糖下降，並想要更多糖。線在，我們坐上了糖高糖低的雲霄飛車，朝體重超重的路上前進了。

任何種類的糖，不論是果汁中天然的糖，還是添加的，例如罐裝可樂的糖，都可以使血糖升高，引發胰島素升高。澱粉類食物也會引起胰島素升高，尤其是被處理過的穀類。這些穀類被磨成麵粉，做成麵包或餅乾。磨成粉的穀類，使消化酶很容易接觸到澱粉，很快的把它轉換成葡萄糖，我們的血糖就升高了。

升糖指數（glycemic index, GI）就是把食物排序，按照它們多快把血糖升高，以及升到多高，從一排到一百，一百表示血糖中有五十克的葡萄糖。在這個量表中，一片白麵包的升糖指數是九十五，幾乎跟純葡萄糖一樣高。一片上面有番茄醬和起司的披薩，升糖指數是八十，而一個水果卷，很多家長以為是健康食品，把它加入孩子的午餐盒中，它的升糖指數是九十九。引起血糖上升太快、太高的食物，叫做高升糖指數食物。

阻抗性惡性循環

經過一段時間，超量的胰島素會引發「胰島素阻抗性」（insulin resistance）。被胰島素淹沒的細胞，開始不理會胰島素「芝麻開門」的要求，不讓葡萄糖入內。細胞把它表面上的胰島素受體移除，葡萄糖就進不來了。但胰島素的工作，並不是只有把葡萄糖從血液中移除，送到細胞內。胰島素本身是個主要的儲藏荷爾蒙，我們需要它去儲存其他養分。假如細胞對胰島素的指令充耳不聞，我們就無法把任何的營養送進細胞內；例如，製造神經傳導物質或荷爾蒙需要的胺基酸，以及製造過程需要的維生素和礦物質。

胰島素阻抗性會強迫胰臟去製造出更多胰島素，以便使血液裡的糖進入細胞。反覆地挑戰胰臟製造更多胰島素出來，最後引發第二型糖尿病。第二型糖尿病會傷害大腦，所以是失智的主要危險因子。那些重複血糖過低的病人，我們發現是太多糖引起的，他們大腦中的灰質和白質都受到了傷害。

有助思考的食物

神經傳導物質是大腦細胞的化學信使，操作大腦的每一個功能。它塑造記憶、控制情緒、幫助我們安眠以及調控我們的能量。食物中的蛋白質，是製造許多關鍵神經傳導物質不可或缺的材料。當我們吃蛋白質時，消化系統就把它分解成基本的建構材料：胺基酸。有時候我們會稱呼胺基酸為生命的基石，因為製造DNA需要胺基酸，它也是我們肌肉、骨骼、皮膚、指甲和頭髮的主要成份。有些胺基酸必須從食物中攝取，有些則是身體自己可以製造的。

我們的身體不能儲存蛋白質，假如在一到三天內，沒有攝取到每日所需的蛋白質，我們會轉向肌肉纖維，去索取胺基酸，來製造荷爾蒙和神經傳導物質。這時，不但肌肉骨骼受損，有肌肉的器官，像是心臟和腎臟也受損。最近的研究發現，我們低估了對蛋白質的需求，我們每日需要的，比目前衛生部推薦的還高了很多。但不要在一次進食中把它補足。最健康、最有效的方式，是早餐攝取二十五到三十公克的蛋白質，對成人來說，午餐和晚餐的蛋白質攝取最有效。可惜，大部分人只在晚餐攝取他一日所需的蛋白質。

我們對蛋白質的需求，依年齡、運動量和我們的健康狀態而不同。假如我們平日有劇烈運動或工作需要肌肉勞力，就需要比較多蛋白質。而當我們生病時，儘管覺得沒胃口，仍然需要蛋白質。我們在下面的章節中，會談到需要多少，才能達到最佳健康狀態。

及時補給

跟蛋白質一樣，我們的身體也不能儲存神經傳導物質，它們必須在需要的當時，立即製造。在工業界，常常會使用「及時雨」（just-in-time-inventory）這個詞。這是一種效能評量，讓產品是有需求才製造，而不是造好之後放在倉庫。工廠會先儲存原料，但會等到訂單進來，才把原料製成洗衣機或拖拉機。身體在製造神經傳導物質時，也使用一樣的系統。因此，為了大腦能有效的運作，製造神經傳導物質所需的原料，得先在血液中循環，一旦有需求，立刻拿出來用。

製造神經傳導物質並不只取決於攝取的食物，還包括什麼時候吃。我們無時無刻不在使用神經傳導物質，所以需要按時補充它們的先行物（precursors），以便隨時可以製造神經傳導物質。就像它看起來那麼明顯一樣，無論我們能否製造對的大腦化學物質，使我們聚焦、專心或安眠，不但取決於我們昨天或前天吃什麼，也取決於我們上一餐吃什麼。

我們這位教授的大腦需要兩個主要神經傳導物質，一個是多巴胺，這是大自然給你的抗憂鬱劑，另一個是血清張素，它會使你的大腦安靜下來，把不要的雜訊息篩選出去，使你不焦慮。血清張素在後半天特別重要，它可以預防「繁忙大腦症候群」（busy brain syndrome），就是我們事情太多，做不完，看到太陽西下，手邊還有這麼多工作，精神感到緊張的心理狀態。我們也需要在一天結束前，有充分的血清張素來製造褪黑激素（melatonin），使我們晚上睡得安穩。缺乏血清張素，是失眠（insomnia）的主要原因。

了解到上述要點，我們就了解為什麼這位教授會覺得她的大腦停擺了。假如大腦偶爾才能吃上一餐，是不能有效工作的。而她甚至不是偶爾只吃一餐。她是幾乎沒有吃。

多巴胺、血清張素和進食

建構多巴胺的，是一種非必要的胺基酸：酪胺酸（tyrosine）。說它非必要，是因為我們可以從另一種稱為「苯丙胺酸」（phenylalanine）的胺基酸中，製造出多巴胺。然而，酪胺酸有很高的需求，因為製造其他的化學物質，包括壓力荷爾蒙、腎上腺素和正腎上腺素，都需要它。酪胺酸也是「腦內啡」（endorphins）的先行物，是身體天然的止痛藥，也是讓你覺得舒服的賀爾蒙，它更是輔酵素Q10（Coenzyme Q10，CoQ10）、泛醌（ubiquinone）的先行物。泛醌有二個主要的功能。粒線體需要它和氧一起來製造能量。它也是強大的抗氧化物，可保護細胞不被自由基傷害。

身體兩個非常重要的化學物質，也需要靠酪胺酸來製造：一個是甲狀腺荷爾蒙，稱為甲狀腺素（thyroxin），另一個是黑色素（melanin），這是皮膚和頭髮的色素。因為需求量很大，我們身體很容易就缺乏它，尤其如果我們吃低蛋白質食譜的話。情緒、智慧和身體的表現，以及對痛的敏感度，都會因為食物中酪胺酸的不足而受影響。

血清張素的基本建構成份，是另一種必要胺基酸：色胺酸（tryptophan）。它跟酪胺酸不一樣，酪胺酸在富含蛋白質的食物中很多，色胺酸在許多富含蛋白質的食物中非常少。色氨酸高度集中在我們大腦的關鍵區域，也就是所謂「社會的大腦」（social brain）中。社會的大腦調節我們作決定和社交互動。在實驗上，如果色胺酸不足，會有嚴重的後果，它會增加攻擊性、衝動性的行為，產生焦慮症和憂鬱症。

不良的攝食習慣，影響我們製造多巴胺和血清張素的能力，而且有身體和情緒的壓力、缺乏運動，以及大量攝取咖啡因和酒精的話，會變得更糟。但只要仔細檢視我們吃了什麼及什麼時候吃的，就可以改造大腦功能，使它更能為我們服務。當我們需要保持警覺、聚焦和有活力時，還有在晚上提高血清胺濃度，使我們能放開白天的憂慮，睡得像嬰兒，讓多巴胺維持在最佳狀態是可能的。我們在後面的章節中會談到如何達到這個目的。

劇本和演員

著名愛爾蘭劇作家，也是諾貝爾文學獎得主蕭伯納（George Bernard Shaw），他不能忍受愚蠢的人，有時講話很不客氣。據說有一次在宴會裡，他跟一位女演員有了這樣的對話。

這位女演員不肯吃，因為怕胖，蕭伯納諷刺的說：「沒有任何節食方式可以移走你身體的脂肪，大腦主要是脂肪構成的，沒有了大腦，你可能看起來很不錯，但你唯一可以做的職業，便是去競選公職。」（看來他把最尖酸刻薄的話，都保留給政客了！）

蕭伯納對大腦的看法是正確的。大腦真的都是脂肪，大約占了六〇%，但它需要的，是對的脂肪。大腦細胞需要的，是Omega 3和Omega 6的脂肪酸。它們是非飽和性脂肪酸（polyunsaturated fatty acid, PUFA）。這兩種脂肪可以預防很多跟年齡增長相關的慢性病，像是心臟病和失智症。這兩種脂肪都很重要，表示我們身體不能自己製造，而必須從食物中去攝取。PUFA對大腦的正常發展，扮演關鍵性的角色，也跟我們一生大腦的健康有關。

雖然Omega6很重要，但高度攝取會引起發炎。發炎不是一件好事，雖然它在免疫系統的反應中，扮演必要的角色，透過發炎，白血球來消滅病菌，傷口得以痊癒。但持續發炎是許多神經退化症的原因，不但是心臟病、關節炎（arthritis），還包括多發性硬化症（multiple sclerosis）、巴金森症和阿茲海默症。

另一方面，Omega 3是抗發炎的脂肪。它在多脂肪的魚類，像是鮭魚（salmon）、沙丁魚（sardines）和其他海鮮中有很多，在植物和堅果油中也有一些，Omega 3是細胞膜的主要成份，包括大腦的細胞。在Omega 3家族中，有兩個被研究得很透徹的分子，一個是長鏈的二十碳五烯酸（eicosapentaenoic acid, EPA），另一個是二十二碳六烯酸（docosahexaenoic acid, DHA）。它們的主要來源是海洋，像是多脂肪魚類，但Omega 3脂肪的植物來源，像是和亞麻仁油（flaxseed）或菜籽油裡，就沒有它們。

EPA和DHA控制了神經元製造血清張素的能力，並把它們釋放到突觸中。血液中EPA和DHA的濃度，在精神病人中普遍是低的，血清張素的調節不良，會引起注意力不足過動症、兩極症（bipolar disorder）、思覺失調症（schizophrenia）和失智症。

平衡的問題

實驗顯示，我們身體中Omega 6和Omega 3的比例一比一，是最好的。這個平衡可完美調節身體的發炎反應，使免疫系統提升發炎來對抗感染，促進癒合，但會預防持續發炎，以免造成組織損壞。現在的飲食在Omega 3上是不足的，卻有太多Omega 6，所以今天兩者的平衡變成十五比一到二十比一，它比一百年前的比例增加了三到四倍。

含有Omega 3的飲食對認知功能有幫助，富含其他兩種脂肪，就是飽和脂肪和反式脂肪（trans fat），卻會傷害大腦。飽和脂肪來自乳類產品，像是牛油、奶油（cream）和起司、蛋黃和動物的脂肪，尤其是用各種穀類飼養的牛。另一方面，如果是吃草的放養牛，它的脂肪就像鮭魚的脂肪一樣：含有高量的Omega 3及低量的飽和脂肪。

雖然ＰＵＦＡ對細胞膜的彈性和流動性很重要，飽和脂肪也提供了構造和支持，而且是細胞組織不可或缺的。然而，飽和脂肪並不是必要的。我們的身體可以自己製造。其實，過多卡路里會轉換成脂肪存起來。蕭伯納是對的。你不可能有個身體而沒有脂肪，而這包括飽和脂肪。

看到我們想看的東西

自從一九八〇年代以來，就有人教導我們，說飽和脂肪和食物中的膽固醇（cholesterol），是心臟病的禍根，低脂肪、低膽固醇的飲食，對我們的健康比較好。但三十五年以後，這個說法被推翻了。美國衛生部的飲食指南放棄他們這個說法：嚴格限制膽固醇、飽和脂肪和任何脂肪的攝取。最初顯示支持飽和脂肪、膽固醇是心臟病禍源這個概念的研究，一開始就不完備，其後的研究也未經確認。再現性，你會記得，是其中一個值得信賴的指標性研究。的確，後來有很多實驗都發現，心臟病跟膽固醇豐富的食物，像是雞蛋，或是飽和脂肪，像是牛油，是沒有關係的。

最原始的研究，是一名叫安瑟爾．基思（Ancel Keys）的醫生做的。他在一九五〇年代開始，出版針對七個國家的飲食研究，顯示卡路里來自脂肪比率越高的國家，因心臟病而死亡的比率也越高。雖然他的資料確實來自二十二個國家，卻排除了其中十六個國家的資料。當時有研究者質疑這個選擇，指出若是二十二個國家的資料都納入分析時，這個相關性就不存在了。

就像高爾的顱相學一樣，基思似乎丟棄不符合他理論的資料。而且，就像顱相學一樣，脂肪／膽固醇的假說也深入大眾心中，不可動搖，後來花了幾十年，才把這個觀念校正過來。感謝這一天終於來臨。今天，我們終於知道可以把牛油淋在蔬菜上，或是早餐也可以吃一顆蛋，你不會因此得到心臟病的！在後面的章節裡，我們會看到，不吃蛋，特別是不吃蛋黃，可能對你的記憶有害，尤其在懷孕和老年時。

所以，我們現在是不是可以盡量吃飽和脂肪了？並不是。至少動物研究指出，攝取高飽和脂肪會干擾多巴胺的功能。飽和脂肪的熱量很高，一點點就可以支持很久。我們要記取減肥研究中的飽和脂肪教訓。十幾、二十年前，阿金斯減肥法（Atkins diet）很流行。這個方法嚴格限制糖和澱粉的攝取，即使是水果跟蔬菜中的糖都不可以，而可以吃無限量的蛋白質和脂肪，包括蛋、鹹肉（bacon）和香腸。

心臟科醫生聽到這種吃法都嚇壞了。然後，研究發現這種減肥法不但能減肥，也減少了三酸甘油脂（triglyceride）和膽固醇濃度；而這兩個正是心臟病的危險因子。更多徹底的調查顯示，這種減肥法增加血液中一個不好的蛋白質叫C反應蛋白質（C-reactive protein）。C反應蛋白的濃度，在以前的實驗中沒被注意到。

C反應蛋白是增加循環發炎的指標，不但是心臟病的危險因子，也會影響心智健康。C反應蛋白高的人，跟焦慮症、憂鬱症，甚至和失智症有關。長期研究發現，在失智症顯著之前，病人血液中的C反應蛋白就很高了。

所以，這個訊息很清楚。基於幾個原因，其中最重要的，是高卡路里含量及大腦上潛在的危險效應，太多飽和脂肪對我們不好。

只因為是可食用的，不表示那就是食物

有一次，坐飛機去溫哥華（Vancouver）的時候，我在座位前的置物袋中，看到一個顏色鮮艷的廣告「可以吃又很享受」（Edible and Entertainment）。它列出飛行時的餐點、點心和

電影及電視節目。我微笑起來。我很想認為航空公司確實了解食物和營養的關係，以及可食用和滿足飢餓感的東西，是很少或沒有營養價值的，我有一點懷疑。餐車推過來的時候，上面堆滿了高卡路里的垃圾食物，都是糖和反式脂肪。

反式脂肪是人工製造的，人工脂肪主要在加工食品中。它是液體的植物油（高ＰＵＦＡ），在高壓和高溫氫化的處理下變成固態。從食物工業的角度看來，把脂肪固態化是有道理的。當暴露在高溫和光線下時，Omega 3 和 Omega 6 會發出不新鮮（off）的氣味來，反式脂肪避免了這個問題。它改善了味覺，並延長了食物的壽命。一直到最近，反式脂肪一直是食品工業的最愛。

一九九〇年代開始，有一些研究開始探討人造脂肪跟健康的關係。自然的飽和脂肪，像是椰油、蛋黃、牛油和奶油背了黑鍋，被錯誤地歸責，因為是高脂肪飲食造成健康問題的。但反式脂肪會提升血液中低密度膽固醇ＬＤＬ，就是所謂壞膽固醇的濃度，降低好的、高密度膽固醇ＨＤＬ的濃度。它們在大腦中，並不像天然的脂肪那樣；它們降低血清張素的濃度，增加發炎。反式脂肪跟情緒失序和攻擊行為有關。

現在知道反式脂肪會干擾記憶，而且在任何年齡都會受到干擾。它會進入孩子的大腦細胞，占據細胞膜上本來應該是 Omega 3 和 Omega 6 的位置。結果，吃速食的孩子因為反式脂肪的關係，大腦的功能比較差。加州大學聖地牙哥校區（UCSD）最近有一個研究，發現四十歲左右男性對高反式脂肪的攝取，會減低他們的記憶功能；四十歲正是主要在賺錢的年紀，需要大腦在最佳的工作狀態。反式脂肪是你絕對不希望在飲食中發現的。有些國家，像是丹麥，已經完全禁止人工脂肪進入食物中，其他國家也嚴格限制它使用的量。但儘管知道反式脂肪不安全，食品工業還是在抗爭，因為那對他們很有用。

假如你在乎你的大腦，買東西時，請閱讀標籤、問問題，並抵抗店中賣的派皮、冷凍披薩、奶精、蛋糕上的糖霜、微波爐的爆米花、薯片，以及其他對大腦不好的食物。在下面的章節裡，我們要探索大腦發展需要的其他營養，並學會不管年齡如何，都能好好地餵食你的大腦。

第四章

維他命、礦物質和大腦功能

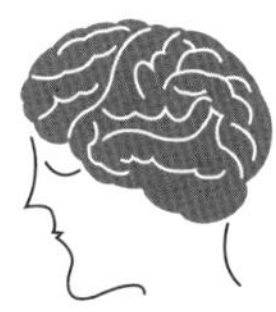

對實驗室的老鼠來說，我不知道有任何東西像均衡飲食一樣，能有效維持牠們的健康；我也不知道有任何東西像不恰當的飲食那樣傷害健康。這也是畜產家共同的經驗。

難道人類是這個宇宙通則的例外嗎？

~醫學博士 勞勃．麥克卡爾森 爵士（Sir Robert Mc. Carlson MD.）

在二十世紀初，營養學還在襁褓期，主要聚焦在脂肪、蛋白質和碳水化合物。均衡地吃這三樣東西，再加上鈣和鐵這種礦物質，公認是完整的飲食：身體運轉所需的都包括在內了。這裡只有一個問題：實驗室中照這樣餵養的動物，後來都生病死了。

最初，實驗者把它當成意外結果。或許，它跟食物本身無關。可能這些食物只是太無趣、太難吃，以至於動物失去了食欲，最後營養不良而死。但漸漸的，事情變得很明朗了：脂肪、蛋白質和碳水化合物根本不夠，動物要維持生命，還需要別的東西，只是還不知道是什麼。只知道實驗室建構的飲食裡，還少了某些東西。

一開始，這些額外的東西稱為「輔助食物要素」（accessary food factors），但最終它們變成大家熟知的維生素（維他命），從它的名字，就可以看出它對維持生命有多重要（譯註：Vitamin 的 Vita 是 Vital 重要的意思，Vitality 是活力的意思）。

我們怎麼會錯失它們？

多年來，維他命會受到忽略，是因為它們在食物中只有一點點。不過，它們調節數十億個化學反應。它們是細胞和組織化學驅動力的催化劑。

它們控制著細胞的生死，它們怎麼和其他細胞溝通，以及它們是否要製造荷爾蒙或神經傳導物質這種生物活性分子（bioactive molecules）。如果沒有維他命，我們生存所需的細胞作業會減慢，最後就是停止。維他命在能量和免疫系統的功能上，是必須的。沒有它們的話，血液不會凝固，傷口不會癒合，骨骼和牙齒會碎掉。它也幫助我們在黑暗中可以看得見，並幫助我們維持神志正常。

這方面的研究雖然有趣，有關二十世紀初期導致發現維他命的忙亂研究活動，並對此提出完整的報告，卻超出了本書的範圍。對這方面有興趣的讀者，我推薦兩本書，都是在醫界對維他命興趣最高峰時出版的。書中的許多生化學家和生理學家，都詳細介紹如何在他們的實驗室中，分離並提煉出這些輔助食物要素的過程，顯示這些都是必要的，而且是生存最低的需求。

脂溶性和水溶性

維他命可分為二類，決定於它們是溶於水或脂肪。水溶性的維他命包括維他命D和維他命C。

維他命B群在化學結構裡並不相關，但它們在大自然中結合在一起，而且相輔相成，所以把它們都放在一起。B群包括B1（硫胺素，thiamine）、B2（核黃素，riboflavin）、B3（菸鹼酸 niacin 或 nicotin acid）、B5（泛酸 pantothenic acid）、B6（吡哆醇，pyridoxine）、B7（生物素，biotin）、葉酸（folic acid）、B12（鈷胺素，cobalamin）。這些數字，是依它們被發現的順序而定的。

另一組，是脂溶性的維他命：維他命A、D、E和K。脂溶性維他命通常存在於脂肪食物中，需要和脂肪一起吃，才能吸收。但因為它們是脂溶性的，儲存在肝臟之類的脂肪組織中，不是每一天都需要吃它們。另一方面，水溶性的維他命不同，它們會從身體的流汗、尿液及其他分泌物中流失。所以，它們需要每天補充，也容易被藥物沖洗掉，像是又叫水丸（water pills）的利尿劑（diuretics），利尿劑。

醫生通常用水丸來治療高血壓，把身體組織多餘的水份和鈉排出。但利尿劑不只是把水份和鈉排出，還把所有水溶性的維他命B和C都排掉了。因為所有的礦物質也是水溶性的，利尿劑把這些重要營養素都排掉了。

維他命和大腦健康

在本書中，我們會檢視大腦發育所需的營養，看看它每天的表現，以及缺乏任何一種營養素時維護和修補的問題。但以下我要先談一下這些被今天醫學界忽略的早期研究，對大腦健康其實有很大的貢獻。

一九三七年，第一篇科學論文指出糙皮症（Pellagra；譯註：台灣稱作癩皮症）其實不是傳染病，而是缺乏維他命B：菸鹼酸或維他命B3。臨床上，糙皮症有三個特徵，叫作3D：腹瀉（diarrhea）、皮膚炎（dermatitis）和失智（domentia）。悲哀的是，假如這個缺乏持續的時間夠久，就會出現第四個D，就是死亡（death）。糙皮症至少有兩百年的歷史，但直到一九三〇年代，都沒有人知道是什麼原因造成的。

菸鹼酸可以把碳水化合物轉換成葡萄糖，來代謝脂肪和蛋白質，並製造性荷爾蒙。它對神經系統來說，是非常重要的。因為我們需要它來製造腎上腺這個荷爾蒙，我們在承受壓力時，會用到更多菸鹼酸。假如飲食中提供的菸鹼酸不夠，我們可以自行製造一些，就是從色胺酸中提取，這也是我們用來製造血清張素的胺基酸。但把色胺酸轉化成菸鹼酸，是個很浪費的過程：需要六十毫克的色胺酸，才能製造出一毫克的菸鹼酸。

當我們的飲食中缺乏菸鹼酸，可不可以用飲食中的色胺酸去製作，因此只留下很少的分量去製作血清張素呢？這麼做，會不會影響我們的情緒，導致大腦的功能下降呢？

菸鹼酸、膽固醇和情緒

文蒂（Wendy）是位五十歲的婦女。她第一次來求診時，主要問題是膽固醇在她停經的過程中逐漸升高。她例行的抽血檢驗顯示，低密度膽固醇LDL，就是壞膽固醇太高，而高密度膽固醇HDL，也就是好膽固醇太低。因為她過去對他汀類藥物（Statin）這個用來降低膽固醇的一線藥物有不良反應，想試著改從調整飲食著手，看看能否讓膽固醇降低並獲得控制。她已經試過好幾種不同的飲食法了。她完全避免吃到所有含脂肪的食品。不吃蛋，只喝脫脂牛奶、無脂的茅屋起司（Cottage cheese）跟優格。不吃奶油。但截至目前為止的改變都沒有效。

因為她已經試過低脂飲食法，我讓她換低碳水化合物的飲食試試看。有一個研究顯示，減低碳水化合物比低脂飲食更能降低膽固醇，雖然這個說法尚有爭議。我跟她解釋，目前在研究上，對低碳水化合物的飲食還沒有定論。我不希望她不吃蔬菜和水果；這些碳水化合物中，有很多健康的植物化學物質（phytochemical）。相反地，她要避免添加糖的食物，像是甜餅乾和糖果，也要減少對澱粉類碳水化合物的攝取，像是麵包、馬鈴薯、千層麵和米飯，特別要小心麵包跟餅乾，它們大部分都是一餐食用一整份的。

我也建議她開始服用菸鹼酸，它會增加ＨＤＬ膽固醇。許多病人不喜歡菸鹼酸，因為增加ＨＤＬ，多半會使皮膚發紅。雖然這個發紅沒有傷害，很多人還是不喜歡。（另一種菸鹼酸不會發紅，但對ＨＤＬ沒有一樣的效果，所以我不推薦。）我請病人跟他的醫生商量之後，才服用菸鹼酸，因為有些菸鹼酸的調劑，尤其是時間釋放的那種（time release），可能對肝有不好的副作用。五個月以後，文蒂的醫生測試她的膽固醇。她很高興結果看起來是正常了。她的低密度膽固醇ＬＤＬ下降到正常範圍，而高密度膽固醇ＨＤＬ增加了。我建議不要再吃菸鹼酸，她就停止服用了。

一年以後，文蒂又來我的辦公室。我問她近況如何，她說很好，只是很沮喪。她覺得停止服用菸鹼酸之後，心情就不好，所以又回頭去服用菸鹼酸，然後情緒就好起來了。因為她的肝功能正常，醫生同意她繼續服用高劑量的菸鹼酸。她的憂鬱症沒有再回來。

被好好餵食很飽的粒線體

粒線體需要菸鹼酸來製造能量量。菸鹼酸不足時，粒線體的功能減低。能量的生產縮減，開始於粒線體衰變（decay）的有毒過程；情況惡化之後，能量生產遲緩，就會降低細胞抵抗自由基侵害的能力，先是引起粒線體死亡，最後細胞就死亡了。粒線體的衰衰變，被認為是巴金森症、多發生硬化症和失智症的主要原因之一。

試想一下，假如粒線體被適當餵食，像子彈火車（bullet trains）一樣，在神經元的軸突上奔馳，很有效地把能量送到突觸去，使神經元可以和其他神經元有效溝通。現在，想像一下缺少菸鹼酸的大腦。一開始，調用食物中的色胺酸來製造菸鹼酸，短期還應付得來。但菸鹼酸不足持續下去的話，色胺酸會用掉，就無法製造血清張素了。目前，大腦缺少血清張素的典型症狀，是開始出現焦慮和憂鬱、衝動性和攻擊性的行為增加。

當這個缺乏的情況持續幾個月，甚至幾年，粒線體製造能量的能力就下降了。沒有足夠的能量，軸突就會壞死，不同神經細胞之間溝通的能力就受到干擾，不但影響大腦各部位之間的溝通，也會影響大腦和身體各部位的溝通。假如神經上的減緩，影響動作的緩慢、溝通的困難以及對時間和空間上的混淆，也沒有什麼好奇怪的了，而這些正是阿茲海默症的症狀。

但我們不能認為粒線體的衰變，完全是菸鹼酸不足的關係。我們會在本書中看到，這些重要的營養，是大腦正常功能必須的，它們都直接或間接跟維持粒線體的健康有關係。

辨識不足時的症狀

二次大戰之前，研究者發現維他命和礦物質的重要性，開始進行動物實驗，來了解它們不足時的症狀。缺乏鐵，身體沒辦法製造足夠的紅血球來攜帶氧，我們會貧血（anemia）。缺乏維他命C，會得壞血病（scurry）。

古代的航海水手和探險者，早就知道壞血病的危害。雖然早在希臘時期的希波克拉底（Hippocrates）就描述過，十三世紀跟著十字軍東征的醫生，也詳細記載過它的症狀。但它早期的症狀其實是非常不明確的：主要是極度的疲倦和易怒，很容易就會忽略了。假如持續缺乏維他命C，關節和肌肉就開始酸痛。只有身體儲存的維他命C都用光了以後，才會發展成嚴重的症狀，這大約要三個月的時間。然後，皮膚的改變變得明顯。紫黑色的瘀青，稱為「瘀斑」（ecchymosis），開始出現在手臂和大腿，因為血液從血管滲到皮膚來了。頭髮變得容易斷裂。新長出來的頭髮可能會彎曲纏繞，像螺旋狀的小開瓶器一樣。

維他命可以短少但不致缺乏嗎？

今天，我們假設壞血病不再是問題，因為大部分人都能吃到各種蔬菜和水果這些富含維他命C的食物。某些像是懷孕婦女和老人，是一般認為較脆弱的族群，尤其是假如他們吃著有限餐飲的話，更是如此。酒精和抽菸也會耗盡維他命C，增加身體對它的需求。

從技術上來講，缺乏任何一種重要的營養，是不可能還活著的，因為所有的案例都顯示，極端缺乏都會導致死亡。但任何一種營養短少，不足以提供支持身體新陳代謝到最佳狀態，叫營養不良。美國食品農業組織（The Food and Agricultural Organization, FAO）把營養不良定義為「因為一種或多種與生存有關的重要營養不足，而引起的身體病態情況」。

在這裡，營養是指任何重要的維生東西：維他命、礦物質、重要的脂肪和充沛的蛋白質，以提供製造胺基酸的最佳份量。

修補日常磨損

除了水以外，維他命C是身體中最充沛的分子，也是製造膠原蛋白（collagen）所需的成份。膠原蛋白這個字，是來自希臘文的「膠」（Kolla），字面意思就是黏住、綁住，提供結構支持，讓筋、韌帶、骨骼、肌肉、皮膚和所有內臟得以強化，並充滿彈性。流血和瘀青這些壞血病最顯著的症狀，就是因為血管脆弱，容易爆裂。傷口的癒合需要膠原蛋白，傷疤的平整也需要它。

我們的身體需要不停製造膠原蛋白，來修補和維護每天的磨損。這需要穩定提供的維他命C，而在製造膠原蛋白時，維他命C會被摧毀。雖然壞血病這個因維他命C缺乏導致的最極端與致命形式，可能不那麼常見，但現代餐飲顯然並未充分提供維他命C，來支持最佳的膠原蛋白製造。結締組織疾病（connective tissue disorder）猖獗，許多人也常發現膠原蛋白品質不良或補給不可靠的狀況，包括骨質疏鬆、軟骨（cartilage）和椎間盤退化（disc disease）、心臟雜音（heart murmur）、血管瘤（aneurysms）、旋轉肌群受傷和疝氣（hernia）。

匈牙利裔的美國生物化學家亞伯特．聖捷爾吉（Albert Szent Gyorgyi），因為合成了維他命C（或是它的化學名稱「抗壞血酸」），而在一九三七年得到諾貝爾生理學或醫學獎。他在領獎時致詞，說醫學專業通常都看輕維他命C對健康的重要性，「醫學專業對維他命C有著非常狹窄和錯誤的觀念。缺乏抗壞血酸導致壞血病，所以假如沒有壞血病，就沒有抗壞血酸缺乏；沒有什麼比這更清楚的概念了。唯一的麻煩是，壞血病並不是缺乏的第一個症狀，而是最後的崩壞結果、垂死症候群，在壞血病和完全健康之間，有很大的落差。」

這個真正罹病和完全健康之間的模糊地帶，是許多人耗費他們一生精華歲月的地方，那應該是他們賺錢和繁殖能力以及充滿生命力的高峰。結果他們反而處在疲倦、無精打采及暴躁易怒的狀態。他們延後生養孩子的時間來發展事業，後來可能就很難懷孕了。遺憾的是，醫學院不再訓練醫生去辨識維他命缺乏的徵兆和症狀，所以今天壞血病有時在診間會遭到忽略，即使典型的徵兆和症狀都那麼明顯也一樣。聖捷爾吉對這個現象應該並不驚訝。

維他命C和大腦

維他命C是大腦健康的關鍵，甚至在我們出生之前，對大腦發展就扮演舞台中央的角色了。大腦製造神經傳導物質，像是血清張素和多巴胺，以及製造壓力荷爾蒙，像是腎上腺素，都需要維他命C，所以在壓力之下會更快用完。例如，有一個醫院病人的研究，發現給病人一天兩次額外的維他命C，可以幫助他們減輕臥床生病的痛苦，減輕了七一％的情緒不安及五一％的壓力感覺。

維他命C也是抗氧化劑，保護大腦組織不受自由基的侵害。自由基在它們的外層少一個電子。因為如此，它們高度活性也很不穩定，想從附近別的分子那裡偷一個電子，來使自己穩定。當這個分子去搶別人的電子，就會使那個分子變得不穩定，因此產生更多自由基。這個連鎖反應一旦啟動，會造成細胞組織的傷害。

自由基是我們身體在正常新陳代謝作用時產生的，像是粒線體在製造能量時，就會產生自由基，單純的呼吸和消化食物時，也會產生自由基。實際上，殺死細菌和清除屍體也需要自由基。它在過度產出時，就會是個問題。抽菸、運動、壓力、環境汙染、外科手術和發炎，會增加自由基循環的程度。許多通用的成藥也會增加自由基的產出。

因為我們大腦的新陳代謝很活躍，就使神經元和膠質細胞一直暴露在自由基的轟炸之下。不好好控制的話，會引起大腦長期發炎，造成不可修補的傷害。**維他命C的一個角色，就是把自由基轉換成無傷害的分子，其他的維他命，像維他命A和維他命E，也是抗氧化的。**我們在後面的章節中會談到它們。

礦物質也很重要

發現礦物質也是重要營養素的過程，沒有那麼戲劇化，而且是過了很久才發生的。礦物質存在於土地和海洋，以及每一個活躍的有機體中，控制著關鍵的化學和電流歷程。酵素的活化，需要它們和維他命的共同努力。

人體對有些礦物質的需求量很大，稱為大量礦物質（macro-mineral）。這些礦物質包括鈣、磷、鉀、鎂、硫、鈉和氯。也有一些較少或「微量」（trace）的礦物質，它們跟大量礦物質一樣重要，只是需求量比較小。微量礦物質包括鐵、銅、鋅、碘、硒（selenium）、鈷、錳、鉬和溴。就像維他命C和E一樣，某些礦物質可以充當抗氧化劑，包括硒、錳和鋅。抗氧化的維他命和礦物質協同工作，來保護細胞組織不受自由基侵害。

傳統上，只要吃長在肥沃泥土中的植物，就會給我們足夠的礦物質。然而，礦物質豐富的農地越來越少，當現代農耕技術藉由在同一塊地年復一年種植農作物，耗盡了礦物質。農作物本身需要某些礦物質才能生長，所以農人就大量使用固定由人工合成的肥料。這些肥料只提供農作物從存活到收成中最低程度的需求。許多人體需要的微量礦物質，是植物不需要的，所以肥料中不會有它們，因此在這種土地上長出來的蔬菜和水果裡，就不會有它們，我們飲食中的礦物質來源就不夠了。

白麵粉的憂傷

會完全發現這些維他命和礦物質的重要特質，不只是因為聰明的化學偵查工作，還有一部分是來自二十世紀初期的社會改變。為了找工作，農村人口移居到城市，他們過去習慣的新鮮鄉村食物，像是青菜和雞蛋，在這裡都很貴，再也買不起了。白麵粉很便宜，但在處理過程中，雖然增加了保鮮期，卻去除掉大部分的維他命和礦物質。當然，它餵飽了人們飢餓的肚皮，卻只提供少量的營養。

城市供應的食物，就是很多白麵粉和糖，以及很少蛋白質或好的油，結果城市窮人比他農村的親戚更容易生病，也死得比較早。慢慢的，透過仔細的實驗，開始用動物，後來用人，讓人們慢慢了解食物中的成份，不是只有一、兩項，這些眾多元素一起工作，使我們保持健康。針對健康惡化可能是因為營養不足這樣的了解，改變醫學對疾病來源的思維。直到那個時候之前，只有創傷、感染和極端飢餓，才被認為是疾病和死亡的原因。

在壓力時刻提供一點小幫助

二〇一三年六月，加拿大艾爾伯塔省（Alberta）淹大水。暴風雨從艾爾伯塔省北部往東，一直穿過加拿大的中部，並帶來豪雨，幾天之內，州發布緊急狀態，水淹過河堤、高速公路。到六月中旬時，北部已經淹水，但雨仍然在下，這次暴風雨中心在卡加里（Calgary）加拿大第四大城。

假如天下有所謂的完美暴風雨，這就是了。它從洛磯山收集了水，把它倒在下面的河裡，整天整夜地往卡加里倒水。經過一個嚴冬之後，卡加里的土地還未解凍，因此無法吸收水份。超過十萬的居民只好往高處逃，拋下他們的資產。洪水暴衝和高速公路旁的坍方；心碎的居民看著他們的車子、房子被水沖走。

當洪水稍微停歇，居民對外求援，軍隊出動來幫忙清除淤泥。大家迅速把日常生活必需品準備好，像是內衣褲、牙膏和牙刷、雨鞋和雨靴、掃帚、水桶和拖把。這個城市的重建，需要花上一年，或許更久的時間，才能從這個卡加里有史以來最大、最燒錢的天災中恢復。

邦妮．卡卜蘭（Bonnie Kaplan）博士是卡加里大學的心理學家和資深研究者，她多年來研究維他命和礦物質對心理健康的關係。她非常了解在壓力狀態下，人們會增加對微量礦物質的需求；有一些發表的研究，說明維他命的補給，有助於人們處理類似的不幸狀況。在幾個星期之內，她組織團隊，並設計研究專案提問：維他命可以減輕這個巨大災害造成的心理壓力嗎？

加拿大衛生部很快就批准這個研究，一家大型藥廠提供研究所需的必要補給。參與者被指定服用維他命D或補給高劑量的維他命B。另外一個群體吃多種維他命和礦物質的組合。六個星期後，檢視這些接受實驗的人類，對壓力、沮喪和焦慮的反應。

當資料分析完畢時，研究者發現服用B群（B complex）或多種維他命加礦物質的受試者，與只服用單一營養的受試者相比，對壓力和焦慮的感受明顯減少很多。處理水災和善後工作的緊張狀態，只是一個極端的例子，顯現壓力會大大增加我們對營養的需求。

健康的人額外吃一些維他命和礦物質，也會有好處嗎？

現在，大家都同意年紀大、有壓力或服用藥物的人，對營養的需求會增加，假如你很年輕、不抽菸，也沒服用別的藥物，你會需要補充額外的維他命嗎？你會感覺到它對你大腦功能的幫助嗎？

最近有個研究，研究者給體格強健、身體健康的年輕人多種維他命和礦物質，一組比政府推薦的維他命B劑量高十到十五倍，以及八到十倍高的維他命C劑量。這個叫RDA（Recommended Daily Allowance）的標準，就是每天至少服用的劑量，是政府認為每天至少要有這麼多的重要營養，才能使每一個在某個年齡和性別的人維持健康。服用一個月之後，測驗顯示，相較於沒有服用維他命的人，這些實驗組的人在心理處理速度上比較快速，也比較正確，尤其是在壓力下的反應。他們比較不覺得緊張，記憶力比較好，他們的體力也增加了，可以從事運動。記得他們本來就是強健、健康的年輕人，而且不抽菸或吸毒，飲食也正常。

在美國，一個國會要求的兩年研究案正在進行，專門設計來探討維他命和其他重要營養，對軍人大腦功能和認知能力的保護作用。顯然，軍人每天都在很高的壓力之下，包括身體和心理方面的壓力，任何能減輕他們這兩方面壓力的方法，都是受歡迎的。但軍人並不是特例。我們在第六章中會看到，任何正在壓力之下生活的人，不論在工作上或私人生活上，都能因獲取額外的營養而受益。

醫生的臨床經驗，以及任何勸病人服用維他命和礦物質的醫護人員，還有越來越多的研究論文，都顯示不論年齡的健康人士，都能因飲食中含有仔細選擇的營養補充物而受益。然而，重要的是必須記得，它們是營養補充物，不能取代正餐；如果你飲食不正常，光靠維他命等補充物是不行的。尤其是多吃蔬菜跟水果，會帶給你特別的益處。

蔬菜：新的重要營養

今天，我們知道，多吃蔬菜的其中一個理由，是因為蔬菜中富含重要的化學分子。我們把它們叫做「植物化學物質」（phytochemical），phyto 是希臘文，意思是植物。現在有很多證據顯示，植物化學物質可以保護我不受現代疾病侵襲：從心臟病和中風，到糖尿病和失智症。

植物需要陽光來製造能量，他們透過光合作用（photosynthesis），把二氧化碳和水，轉化成碳水化合物和氧氣。然而，在正常的日照時間內，會有一段時間，植物會暴露在比它們能處理的量更多的太陽光之下。這種對植物造成的壓力，叫做「光子氧化壓力」（photo-oxidative Stress），會產生自由基。植物的色素是抗自由基的，它們與抗自由基的維他命和礦物質攜手，共同驅散自由基，保護細胞不受自由基傷害。

植物的DNA跟我們一樣，會受到紫外線傷害。但跟我們不同的地方，是它們沒有腳，不能移動，跑到沒有太陽的地方去遮蔭，或塗防曬油。它們只好製造自己的防曬武器：植物化學物質。**多種以蔬菜為中心的飲食，可以提供各種植物化學物質，來對抗氧化壓力和神經發炎。這可能是富含植物化學物質的飲食，可以強化記憶、學習和心智敏捷的原因。**

天然抗生素

植物生長的泥土中，充滿了各種潛在的病原（pathogen）：細菌、病毒、真菌和黴菌，甚至是蟲。假如植物沒有能力抵抗這些有害的東西，就沒有辦法生存。所以，有些植物自己製造的植物化學物質，有抗微生物（antimicrobial）的能力，可以擊退、抑制或殺死這些有潛在問題的微生物。有些植物化學物質甚至跟醫生開的抗生素一樣強。因為植物有時必須同時準備抵抗不同種類的傳染病，它們製造的植物化學物質，就不是只有抗生素，還要有抗真菌（antifungal）和抗病毒的。

許多醫院就用這些植物化學物質，來對抗醫院裡的傳染病，尤其發展出抗生素抗藥性的物質，像是抗甲氧西林（methicillin）的金黃色葡萄球菌（staphylococcus）或抗萬古黴素（vancomycin）的腸球菌（enterococcus）。奧瑞岡葉（oregano）油、尤加利油（eucalyptus）和茶樹油，這些家庭中常見的治療傳染病、傷風感冒的藥，可以抑制那些超級細菌的生長。

事實是這些植物性的抗微生物特質，對醫院中的感染有很大的作用，因為病人常常同時有不只一種感染；他們可能有病毒－細菌或細菌－真菌的共同感染。假如你今天喉嚨痛、咳嗽，醫生有時無法知道你是細菌還是病毒感染。再一次強調，植物性的抗微生物油，像是奧瑞岡葉油就是個大自然的解方，家裡的醫藥箱中就可以放一瓶。

別管一天五份，改成一天十份

假如你是相信每天要吃「五份」蔬菜和水果的人，有個重要的事情要告訴你，這個建議已不再正確。其實，它從來沒對過。一天吃五份的蔬菜和水果，只有對四歲到八歲的孩子來說，是恰當的。**現今的一致意見是，成年人一天要十份才能得到最大的好處。**英國有一個十二年的研究，發現一天五份蔬菜或少於五份，對「所有的致死原因」，也就是因為任何醫學理由死亡的風險來說，一點影響也沒有。

每天吃七份不同蔬菜水果的人，可以降低因心臟病、癌症或任何退化疾病（degenerative disease）而早死的機率四二％。儘管這個顯然有幫助，但還不是最好的。研究者發現，死亡率隨著每多增加一份蔬果而減少，直到一天吃十份為止。「這裡有一個清楚的訊息，就是你吃的蔬菜和水果越多，不管你現在是什麼年紀，都越不容易死。我的建議是，不管你現在吃多少，都再吃更多一點。」這是倫敦大學學院（University College London）公共衛生和流行病學系（Department of Public Health and Epidemiology）歐因蘿拉・歐依波德醫生（Oyinlola Oyebode）的建議，她也是這個研究的主持人。

這個研究還發現蔬菜比水果好，保護的效果好了四倍。跟整份水果不同的是，果汁就沒有什麼保護力，而罐頭水果反而增加一七%的死亡率。水果中的植物化學物質，在水果打成汁或裝罐時，被他們內含添加的糖抵消掉了。

究竟多少分量叫做一份？一顆棒球大小的水果，半杯煮熟、切碎或冰凍的水果或蔬菜，或是一整杯生的綠葉蔬菜。切記，假如你用冷凍水果，要確認裡面沒有添加糖。假如你不確定什麼叫一份，上網去查，許多網站都有，包括政府的官網，它們會顯示不同水果和蔬菜的一份是多少，或是查看本書最後的附錄。

不像看起來那麼讓人氣餒

假如你為了每天都要吃十份水果和蔬菜而沮喪，你並不寂寞。不久之前，我去都柏林

（Dublin）拜訪一些朋友，吃早飯的時候，大家談起飲食的問題。我的居停主人抱怨說：「不可能一天吃十份蔬菜和水果，沒有人辦得到。」

他太太馬上打斷他說：「等一下，讓我回想一下我們昨天吃了什麼。早餐我們吃了新鮮的水果沙拉，至少有一杯的量，所以那就是兩份了。我跟朋友出去午餐，點了沙拉和烤雞胸肉。我想那至少有三杯的量。下午時，我吃了蘋果和起司當點心，晚餐時，我們有兩種蔬菜。這總共是八份。只要再加油一點，我想可以做到十份。或許以後晚餐之前可以先吃沙拉，或許可以用一些莓子，取代你平常拿來當成甜點的冰淇淋。」

她的先生仍然不高興地回應說：「對你來說當然容易。你到外面吃午餐，就可以點你喜歡的東西。我自己做了一個起司三明治。裡面就沒有蔬菜。」

他太太說：「嗯，如果你打開冰箱，就會看到裡面有黃瓜和番茄。你難道不能把它們切一切，和你的三明治一起吃嗎？」

「我想可以，」她先生回答：「但就是沒想到要這樣做。」

這就是問題所在。對大多數人，甚至是像我們這種喜歡蔬菜的人來說，蔬菜都不會是第一優先的選擇。的確，現代飲食都是把澱粉類的碳水化合物，像是千層麵、麵包、馬鈴薯和米飯這種高升糖指數的食物，當成最優先的選項，我們已經知道，這種食物會增加我們年紀漸長之後罹患慢性疾病，還有阿茲海默症的風險。但如果我們可以改變想法，先在盤子上放蔬菜和水果，它們會開始取代那些我們非常喜歡但不太健康的高升糖指數食物。

第十四章列舉對我們大腦最有保護力的食物，大部分是植物。這些都是研究者發現可以保護記憶不流失、所謂「心智飲食」（Mind diet）的基本成份。

很難一夜改變

一天吃十份蔬果，已是每一個人新的口頭禪，但別期待一夜就能改變。在本書後面，你會找到蔬菜和水果的日記，你可以保留下來，偶爾拿出來檢視自己做得如何。這是一個符合真實生活的好例子，幫你達到正確飲食的基本線；找出你現在的飲食，一天提供你多少份蔬果，然後一週一週試著改善那個數量。提醒自己，只要每天增加超過五份蔬果，你的健康就又往上爬了一點。

在第十四章中，會看到一些幫助你增加每日水果與蔬菜攝取量的建議。這並不是說，以後一輩子都得在廚房中洗洗、切切、弄弄！切記，這是一個漸進的過程，每一個星期只要做得比上一個星期多一點就好了。最後一定會達到一天十份蔬果的目標。我發現的典型例子是，人們達到神奇的一天十份蔬果時，他們都對自己以前不這樣吃而感到驚訝。

發展通用的飲食指南

第一次世界大戰之後，國際聯盟（League of Nations）成立。它的宗旨很簡單：確保世界不再發生戰爭。部分要著力的事情，像是盡可能讓人們維持健康且吃的好。什麼樣的飲食方法，可以在成本最低的情況下，讓大部分的人維持健康？

各種健康組織紛紛成立，全世界營養學最先進的專家也一起來召開研討會。他們針對日本、美國和南美洲的飲食方式，比較裡面的營養成份。當經濟大蕭條來襲時，每個人連取得足夠的食物都變得困難，這些委員會的工作就變得特別緊急。他們在一九三五年的報告，為加拿大和其他國家的飲食指南打下基礎。

到了一九三七年，國際聯盟的技術委員會（Technical Committee），根據食物的高保護效能、低保護效能或無保護效能分類。有保護效能的食物，包括牛奶、起司、牛油、雞蛋、肝、多脂肪的魚如鯡魚（herring）和鮭魚（salmon）、綠色蔬菜、沙拉和水果。魚肝油（cod liver oil）也在高保護效能類別中，因為那時已經知道它可以提供維他命D，預防軟骨症及其他在骨骼穩定建立時期因缺乏維他命D而導致的骨胳疾病。

低保護效能的食物包括肉類；根莖類植物像是馬鈴薯、蘿蔔；豆類像是曬乾的豆子；穀類像是麵包和米飯。有趣的是，當時並不區分全麥麵包和白麵包，兩者都屬於低保護效能組。糖、果醬和蜂蜜屬於無保護效能組，因為它們提供高卡路里，同時沒有增加什麼營養的食物。這個委員會也建議每一公斤的體重需要一克的蛋白質，成長中的孩童和懷孕婦女需要更多。

今天，已改為每一公斤體重需要〇．八克蛋白質，隨年齡而下降，直到七十歲時，每一公斤只要〇．六六克的蛋白質就夠了。但現在的研究認為這並不夠，而且不是隨著年齡增加，就減少蛋白質攝取，應該是倒過來，隨著年紀增加，增加蛋白質攝取。最近的研究，也再次肯定八十年前的高保護效能食物。除了蛋和牛奶，這些食物其實不是普羅大眾每天會吃到的。油脂性的魚、綠色蔬菜、新鮮的水果、蛋和牛奶，是地中海型飲食的基本素材。

總而言之，過去八十年來，我們在界定健康飲食和教育大眾上，沒有什麼進步，或是在教他們不要去吃對大腦和身體沒營養的食物上，也沒有什麼功效。我們目前的飲食，還是著重在那些高卡路里、低營養的低保護效能或沒有保護效能食物上。

沒有快樂結局

我希望可以告訴你，那個大腦停止工作的社會學教授個案，有個快樂的收場。但沒辦法。她來看我時，已向學校請假，打算利用這段時間試著把身體養好：去除壓力、好好休息，就會復原。她知道自己的飲食不正常，想學習如何改善。所以她來找我。她有私人的運動教練（personal trainer），並試著每天固定運動。有朋友建議說，維他命等補充營養的東西可能也有幫助，因此她出現在我的辦公室。

第一次拜訪，她注意聽我說了些什麼。但事實上，她覺得很難做到。我盡可能清楚解釋大腦需要聚焦與專注的這些不同營養，會產生交互作用，但我對她感到精疲力竭。她不停地打哈欠，這個確定的跡象，代表她的大腦以兩倍的時間，試著弄清楚我剛剛說什麼，並在這個過程中耗盡更多氧。幾次以後，她就不來了。從她的朋友口中，我聽說她放棄吃營養補充物，也放棄固定運動。最後她被迫提早退休，結束她在大學的職涯。

事情可以不必如此的。當你繼續閱讀本書，就會發現提供大腦足夠的營養有多重要，也會學習如何在生命的每個階段吃到最好，來強化你的學習、增加抗壓力，並保護你的記憶力到老年之後仍然無礙。

第二部

當大腦熄火了

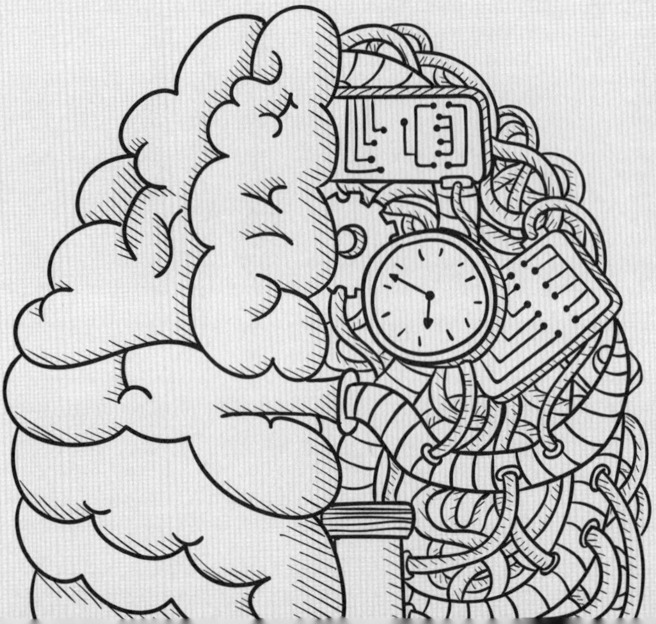

第五章

阿茲海默症和失智症：我們最大的恐懼

生命的目的不是要站在大多數人那一邊，
而是避免發現自己列在瘋狂的那一邊。

～羅馬帝國皇帝馬可・奧里略（Marcus Aurelius）

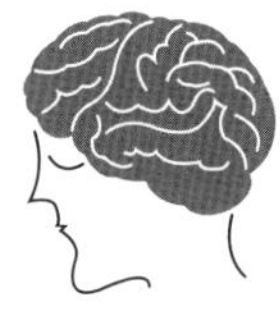

感謝醫療進步，我們現在有著史無前例的長壽。但活得長，也增加了跟年齡有關的慢性疾病機率：罹患糖尿病、心臟病、中風、眼疾、關節炎和骨質疏鬆症的風險逐年增加。我們把這些疾病叫做非傳染疾病或慢性退化症（chronic degenerative disease）。不像早期引起死亡的感染性疾病，這些慢性退化疾病不會傳染。它們不會自己痊癒，也沒有解藥。

現代醫學的知識，可以幫我們管理這些退化性疾病。我們可以用藥物去控制高血糖、高膽固醇和高血壓。我們可以換掉有缺陷的心臟瓣膜，也可以藉由換掉髖關節跟膝蓋，把我們從關節的極度疼痛中解放出來。如果腎臟停止運作，我們可以洗腎，用機器來取代腎臟的功能，或是假如失敗的話，也可以換腎。

但醫生只對一種退化性疾病束手無策，就是失智症。至少，現在沒有辦法。雖然投資了數十億的錢，目前仍沒有任何一個藥證明有效，許多藥商都覺得氣餒，不願再投資下去。現在，唯一的希望是預防，我們在第十三章中會看到，相關研究持續證明，預防相關疾病是完全可能的。然而，預防需要我們好好去檢討生活形態，尤其是飲食方面。

我們最大的恐懼

根據調查，我們對阿茲海默症這個失智症中最常見形式的觀點，幾乎等同於對癌症的恐懼，甚至比罹患心臟病或中風還更害怕。或許是我們很多人目睹自己的家人或朋友，都因這個疾病而過世的關係。四十年前，失智症第一次被確認是主要且增長中的公共健康問題。失智症又稱為「長久的再見」（long goodbye），因為病人在被診斷出來後，可以繼續活到五到二十年。

阿茲海默症是以最早發現這個疾病的德國精神科醫生暨神經生理學家愛羅斯·阿茲海默（Alois Alzheimer，一八六四～一九一五）為名。針對這些有嚴重記憶缺失、人格改變及判斷力減弱的病人，他檢查他們的大腦。從顯微鏡底下，神經元及突觸比預期中少，樹狀突和軸突變小或縮短。很多細胞都死了或正在死去。散布在這些神經元中間的沉澱物，它們是一塊塊叫做類澱粉蛋白（beta amyloid）的蛋白質，以及一串串扭曲的道（tau）蛋白（又譯濤蛋白）。這些塊狀沉澱物和糾結的神經纖維，就是阿茲海默症的註冊商標。

塊狀沉澱物和糾結的神經纖維

類澱粉蛋白一開始時是無辜的。健康者的身體和大腦都有它們。在低濃度時，它們是無害的。其實，它們對大腦的正常運作很重要。大腦需要它來強化突觸。它協助神經元的生長和存活。它就像抗氧化劑，保護神經元和膠質細胞，讓它們不受自由基的侵害。它保護幹細胞（stem cells）能成熟為神經元，並在細胞的修補上，扮演主要的角色。

然而，高濃度的類澱粉蛋白，會變成有毒的東西。它跟神經元緊密結合，啟動侵蝕突觸的歷程，最後引起神經元死亡。這個兼具好人與壞人的角色，正是為什麼抑制它製造的藥物，仍沒有辦法對這個疾病產生作用。

道蛋白本身也有正常的功能，它可以穩定微管（microtubules），這是蛋白質中空的管子，是細胞骨架的一個組成部分。它使粒線體在細胞內活動，把能量送到需要的地方。在細胞分裂時，它們形成紡錘體，確保染色體遷移。它們也是細胞生存必備的運輸系統，使營養可以進入細胞內，並把廢物排出去。

在健康的大腦中，這些微管排列整齊，跟鐵路的軌道枕木一樣。道蛋白使這些微管平行排列，運輸得以平順進出。但如果道蛋白受損，它們就不能執行這個重要的功能，這些微管就退化頹倒形成糾結的一塊，叫「道糾結」（tau tangles）。最後，神經元沒有了物理的支持、能量和營養，就沒辦法再存活。

看起來，類澱粉蛋白和道蛋白兩者的交互作用，導致大腦的機能障礙，就是我們所謂的阿茲海默症。研究者追蹤一百二十名七十歲以上的健康男性和女性兩年，用腦造影儀器追蹤他們大腦中類澱粉蛋白的數量，看他們脊髓液中道蛋白的濃度。這兩種蛋白質看似都會強化對方的毒性，兩者的交互作用會導致阿茲海默症。

這不是個機會均等的疾病

大約有七〇%的阿茲海默症患者是女性。這可能是因為女性壽命比男性長，隨著年紀增長，得到失智症的機會也跟著增加。但女性在停經以後，雌激素（estrogen）會急劇下降，也是其中一個因素。雌激素幫助大腦釋放乙醯膽鹼（acetylcholine）這個神經傳導物質，而這個神經傳導物質稱為「記憶的經理」（memory manager）。男性直到年老仍繼續製造雌激素，而女性的雌激素在停經之後，就下降得很快。這個理論最近得到強化，研究發現在停經之後，如果給婦女雌激素的替代物，可以減少她們得阿茲海默症的機率。

雖然阿茲海默症是老年的疾病，但它也會發生在四十歲、五十歲的壯年人身上。叫做早發型阿茲海默症（early-onset Alzheimer's）。在這個年紀失智，造成的傷害特別大。患者正值事業與賺錢潛力顛峰。許多病人仍然有年幼的家人需要他們照顧，或者，他們本身是失智症父母的主要照顧者。而且，因為醫生通常不會注意這個年齡層的失智症，常會誤診他們的症狀，以為是憂鬱症或壓力太大，通常要過很多年以後，才會正確地診斷出來。

失智症的許多面貌

雖然阿茲海默症是最常見的失智症，失智還有很多其他一樣嚴重的病症。它們都跟大腦神經細胞的死亡有關，也都有認知功能的逐漸退化。

血管性痴呆（Vascular dementia）。大腦中有密密麻麻分布的血管，來提供大腦的養份。每一次心跳，二五%的血液透過這個系統送到大腦來。顯然，任何影響血液流通的因素，都會影響大腦對營養、氧氣和能量的攝取。

血壓過高或膽固醇不正常，是心血管不健康的症狀，它們就是血管性痴呆的主要風險。

同樣地，第二型糖尿病和肥胖症，跟飲食不正常有關，影響心血管健康，這些也是高風險因子。鈣沉澱在血管壁上，使血管變窄，營養就不能充分運輸到大腦去，當血管阻塞彈性變小時，大腦神經細胞就開始死亡了。血管性痴呆是第二常見的失智症。

路易氏體失智症（Lewy body disease）。這種失智，是因為「α突觸核蛋白」（alpha-synuclein）這種不正常的蛋白質堆積在神經元、樹狀突和軸突中。這些沉澱堆積的蛋白質叫做路易氏體（Lewy body）。這種失智跟一般心智退化不一樣的地方，還包括行動方面的問題，像是拖著腳走路、嚴重的肢體僵硬或會顫抖。路易氏體是巴金森症的註冊商標，它們在大腦中通常要發展十年，或甚至更久以後，才會診斷出來。目前，路易氏體跟失智症的關係還不是很清楚。

路易氏體有一個顯著的症狀就是幻覺（visual hallucination），病人會看到不存在的物體、動物和人，而且堅信他們是真的。這個病症的男性比女性多，而且惡化得很快。

額顳葉失智症和皮克症。額葉位置在我們的額頭，負責計畫、組織、運動技能、語言和判斷。顳葉在耳朵的後面，處理聲音，負責聽覺和語意的了解。顳葉受損會導致聽覺喪失、語言不流暢、無法辨識熟悉的面孔。

額顳葉失智症（frontotemporal dementia）的病人腦神經細胞萎縮死亡。相反地，皮克症（Picks' disease）的神經細胞變大，裡面充滿了道蛋白，叫做皮克氏體（Picks' body）。這個病症跟阿茲海默症不一樣，發病時常由顯著的行為和人格改變開始。病人衝動行為的控制力薄弱，顯現出不正常的社交和性行為。雖然它們也可能個別發生，但這些失智症狀通常是一起出現的。

輕度認知功能缺失（mild cognitive impairment, MCI）。當年紀大的人，出現有別於正常老化的行為，叫做輕度認知功能缺失。最顯著的就是記憶缺失，但其他的認知功能還好，所以每天的日子還可以過得下去。ＭＣＩ是一個中介的歷程，是從正常認知到嚴重失智的中間過程。被診斷為ＭＣＩ的病人，有一半以上在五年內會發展成阿茲海默症。

解釋難以說明的觀念

失智症的一個大問題，是它通常伴隨著混亂和不適當的行為，使照顧者很難對付。

南西的先生約翰在五十歲時，被診斷出有皮克氏症。他一直是很有人緣、很有幽默感、喜歡說故事的人。他從不厭倦進行人性觀察，因此可以很快察覺周邊的人一些獨特行為，並把這個觀察編成故事，去娛樂每一個想聽他說故事的人。人們喜歡聽他說故事。「約翰，告訴我們上次你去……」通常是他和朋友聚會時的開場白。他的故事有趣到讓人百聽不厭。

人們發現有些不對勁的一個早期徵兆，是他開始在沒有人要求之下，強迫式地重複講著老故事。約翰會以瘋狂的速度，投入他的老故事之中，有時還講給完全不認得的陌生人聽。而且沒幾分鐘，他又重頭開始一遍。提醒他別人已經聽過好幾遍了，也完全沒用，他繼續講。慢慢的，人們知道他不對勁了。最後，他被診斷出來有皮克氏症。

不像阿茲海默症的病人那樣，像約翰這樣的病人記得每天發生的事，而且也找得到路回家。但他們重複性和強迫性的行為是個大問題。這種病人常常會執著在吃上面，吃再多都不夠，體重增加得很快。他們每一天，在某一個時間，要吃某一樣特定的東西。有一陣子，約翰每一天一定要吃一種中間有個洞的薄荷糖。他會去店裡找這種薄荷糖，但他不會買，除非打開每一包，確定裡面那些圓的薄荷糖，是他要的那個圓。沒人有辦法阻止他。他太太只好跟在他後面，像老鷹一樣地盯著他。在他們離開店家之前，買下所有被他打開的薄荷糖。

這些「瞎拚」事件，只是約翰行為中最輕微的一種，但他的家人以冷靜且幽默的態度，對待他這個脫序行為。一開始，他們試著對陌生人解釋。後來，他太太印了一張卡片，上面簡單寫著「我先生有著額顳葉失智症，又叫皮克氏症」。當別人因為約翰的行為感到不快或尷尬時，她就把卡片拿出來給那個人看。她說：「我從來不為他的行為道歉。他就是他，而他的病情會惡化下去。」

她把約翰的情形記錄在部落格（blog）上，希望她的經驗、她的處理方法，可以幫助在同樣情況下的別人。約翰有一天心臟病發作，就突然走了，離他最初被診斷出來罹患這個病，有七年之久。

神經元的出生和死亡

失智症一個令人不解的地方，是路易氏體的多寡，似乎不能預測大腦認知功能缺失的程度：有人的行為和心智能力完全正常，但解剖開來時，發現大腦很不正常。而有人失去一〇%

的神經元，老年的時候卻很正常。這個細胞的死亡，主要是發生在海馬迴（hippocompus）這個大腦控制情緒和處理記憶的地方。有一個好消息，是最近發現海馬迴的神細胞可以再生（譯註：今年二〇一八年三月份的《自然》期刊，有一篇加州大學舊金山醫學院的研究，挑戰一九九八年神經細胞再生的說法）。

新神經細胞再生的速度，跟大腦接受到的刺激有關；動物實驗顯示，給大腦新的挑戰，會促使新的神經元出生。最近有很多電腦遊戲，就是根據這個實驗設計出來，專門給中年人去玩，目的是避免失智症。也鼓勵年輕人去玩訓練大腦的遊戲來強化記憶，使他們可以學的更快更好。

但它們真的有用嗎？它們值得時間和金錢的重大投資嗎？二〇一四年，史丹佛大學（Stanford University）神經科學家和柏林著名的馬克斯·蒲朗克（Max Planck）研究院，一起審查了所有的科學證據，最後的結論是，目前並沒有令人信服的證據，來支持廣告的那些說法。「我們反對大腦遊戲有科學的證據，證明它可以減緩或逆轉認知功能的下降，目前沒有任何令人信服的證據，指出它們可以做到這一點。」這是這兩個研究機構共同發表的結論。

從另一方面來說，豐富的環境刺激，有很多不同的知識性、感官性和文化刺激，會持續增加大腦的可塑性，幫助大腦到人生的晚年，還保持記憶的功能。

更多的教育＝較少的症狀

一個人接受的教育越多，他得阿茲海默症的機率越低。每增加一年的教育，會減少十一%的失智症機率。這並不是說，受高等教育的人就會對失智症免疫，因為即使拿到諾貝爾獎的人，也會得到阿茲海默症。

針對多受幾年教育，會使大腦在晚年比較健康這件事，有好幾個理由。接受正規教育的時間，跟大腦中突觸的數量有關係，神經迴路的連結也比較緊密、比較有效率。受較多教育的人，大腦中認知儲備的量比較大，較能應付年老時認知能力衰退的挑戰。

研究同時發現，教育程度高，並不能保護大腦不受類澱粉塊的沉積和神經纖維的糾結。但受過較高教育的人，這些疾病症狀較不容易顯現出來，表示他們大腦有補償作用，使他們能過正常的生活（譯註：這是指平日生活能自理，沒有失智的症狀，但死後發現大腦是阿茲海默症的情況）。

阿茲海默症：需要很多年去製造？

在南美洲的哥倫比亞，科學家檢視一個大家族裡各個人的腦，這個家族的很多人，有早發型失智（presenilin-1）的基因。凡是有這個基因的人，他們在四十多歲就出現記憶問題，到五十歲時，就成為嚴重的失智症患者了。研究者測試了這個家族十八歲到二十六歲的成員，沒有人有任何記憶的問題。有些人有這個基因，有些人沒有。

有這個基因的人，他們血液和脊髓液中，類澱粉蛋白的濃度較高，這個蛋白質是被認為和阿茲海默症有關。他們的大腦也不一樣，灰質比沒有帶這個基因的人少很多。有這個基因的人，海馬迴的活化比別人大，可能是需額外的加班工作，來維持日常生活的活動。

這些生理上的差異，在失智症的症狀出現前二十年就存在了，表示他們的大腦無聲地在改變，遠在失智症狀出現前就已經在進行了。

香菸、體重過重和空虛的卡路里

世界衛生組織（WHO）估計，有一四％的失智症是抽菸引起的。抽菸也同時增加其他慢性疾病的機率，包括癌症、肺部疾病、心臟病和糖尿病；罹患心臟病和糖尿病這兩種病的機率，增加失智症的機率。所以，長期大腦健康的第一個規則就是不要抽菸。

全球性的肥胖症（obesity）超越菸草，是所有慢性疾病，包括失智症，最重要能修改的危險因子。我們應該驚訝嗎？雖然它的發展複雜，肥胖症會這麼快崛起的一個原因，是現代食物的品質。它不像以前的食物帶給我們營養，而營養不足，大腦就受傷了，一個基於蔬菜水果、魚、堅果、種子和全麥穀類的飲食，不但保護我們不會肥胖，還可以抵抗失智。相反地，典型的西方飲食，高糖的飲料、處理過精緻化的肉類和加工過的澱類，不但增加肥胖症的機率，也使你的心智健康下降。

第三類糖尿病？

在第三章中，我們看到高糖、高澱粉的飲食，也就是高升糖指數的飲食，會使大腦缺乏葡萄糖，而產生胰島素抗藥性。這又會限制葡萄糖和其他營養素進入腦細胞。一如預期，產生胰島素抗藥性的結果就是糖尿病，對大腦所有功能都有負面影響，它降低你的專心程度和注意力，並癱瘓你的執行功能，使你不能做計畫、學習，以及記憶力衰退。它也會增加你得阿茲海默症的機率。

現在，許多學者把阿茲海默症稱為第三類型糖尿病或大腦的糖尿病。的確，胰島素抗藥性和糖尿病，可能跟阿茲海默症的典型症狀有共同的連結：神經細胞死亡、大腦能量不足、類澱粉蛋白堆積和神經纖維糾結。

那麼酒精呢？

大家針對長期酗酒對大腦的傷害，已經沒有異議，但對中度飲酒對健康的影響，並沒有定案。雖然有一些研究發現，中度的飲食可以保護大腦抵抗阿茲海默症，其他研究並沒有發現什麼好處。當然，這個好處並沒有強烈到要不喝酒的人開始去喝酒，以避免阿茲海默症。中度飲酒一般認為是男性一天兩杯，女性一天一杯。

一旦海茲海默症被確診，酒精反而好像有幫助。有一個研究發現，每天二到三單位的酒精，可以減緩疾病的惡化及降低死亡率，至少對初期的阿茲海默症患者來說是如此。所以，初期的阿茲海默症病人就不必放棄雞尾酒的樂趣，或是晚餐時一杯酒的享受。有些學者認為這個研究的資料不穩定：因為在詢問他們喝幾杯時，這些人會低報，這當然會影響研究結果。

所以，雖然這方面的研究不少，但酒精在大腦健康扮演的角色卻沒有定論，當然，長期過量喝酒是一定有害的。

「聰明的碳水化合物」和大腦健康

有一個方法，可以確定你吃的是低升糖指數的食物，就是把澱粉和蔬菜與水果對換，澱粉是西方飲食的主要成份，而蔬菜與水果有時被稱為「聰明的碳水化合物」（smart carbs）。這些蔬果持續供應大腦所需的葡萄糖，而不會引發胰臟分泌過多胰島素，使大腦神經細胞飢餓，因為葡萄糖進不來。既然這種飲食卡路里很低，也可以預防肥胖症。

但就如我們已經知道的，蔬菜、水果的好處，不只是葡萄糖的成份和低卡路里而已。植物化學物質對大腦來說，是強大的保護者。正常的大腦活動會產生自由基，它會傷害大腦細胞。這個過多的自由基，已知跟癌症、糖尿病和心臟病，有直接的關係。

在後面的章節中，我們會談到植物化學物質如何可以保護大腦，尤其是因為壓力、工作過量或腦傷引起的自由基傷害。

骯髒的大腦疾病？

還記得前面講過，科學家一開始不知道膠質細胞的重要性，忽略了這個在大腦中，數量比神經細胞多十倍的膠質細胞功能嗎？結果，現在發現膠質細胞在預防不正常的蛋白質堆積，以及其他細胞廢物的處理上，扮演著關鍵性的角色，因為這些廢物的堆積，會引起失智症。

我們的身體，有排除廢物的下水道系統，那就是我們的淋巴系統（lymphatic system），它負責把每一天新陳代謝產生的廢物與毒物，清除出我們的身體。就像血液循環身體時，會提供養份和氧氣，淋巴系統也是輸送營養到全身，尤其是脂肪和蛋白質，它同時運送免疫細胞去抵抗發炎，並把死亡的細胞拿走。不像血液系統的地方是，心臟跳動使血液循環全身，淋巴系統是靠肌肉的收縮，使淋巴液到身體各處，這表示每天固定的運動很重要。

直到最近，我們都不知道淋巴系統延伸到大腦，也不知道大腦如何清理它每天新陳代謝產生的廢物，它一直都是個謎。但現在，謎解開了，原來大腦有它自己的淋巴系統，叫做「g淋巴系統」（glymphatic system），是膠質細胞在處理這個清潔工作。研究者發現，有一種特殊的膠質細胞，叫「星形膠質細胞」（astroglia cells），在進入大腦的血管血管壁上形成一個保護牆，這個g淋巴系統把腦脊髓液運送到大腦深處，把免疫細胞、葡萄糖和其他營養帶進去，再把死掉的細胞和廢物如類澱粉蛋白送出來。這個 g 淋巴系統，是跟身體的淋巴系統連結的，所以可以清除掉大腦的廢物。一個健康的大腦，可以很有組織地自我清潔，比我們過去了解的，還要厲害得多。

這 g 淋巴系統，只有在我們睡覺時才運作。羅契斯特爾大學（University of Rochester）醫學院的梅肯．奈德嘉醫生（Maiken Nedergaard）說：「大腦的資源很有限，所以必須在兩個功能之間作選擇，是清醒有意識的時候，還是在睡覺的時候，來作清掃的工作。你把它想成在家開派對，可以去款待你的客人，還是清潔房子，但不可能真的同時做兩件事。」

基因和失智症

假如你的一等親裡頭，有人得到阿茲海默症，那麼你得到的機率會增加三〇％。假如你看到這個數字很害怕，有件重要的事情必須了解，這是你得到這個病的相對風險；換句話說，跟一般人相比，你得到這個病的機率，比他們多三〇％，這個數字是媒體通常拿來引用的，因為這會使故事比較聳動。

但相對風險（relative risk）並沒有說明全部的故事。要決定個人的風險，你需要知道絕對的風險，或是這情況有多普遍。就阿茲海默症來說，我們知道，每一百個超過六十五歲的人中，有十一個人會得到這個疾病，這是一一%的絕對風險（absolute risk）。如果父母親、兄弟姐妹中有人得到阿茲海默症，你也得到的機率就是三〇%的一一%，或是說三．三%。這會為你帶來一四．三%（十一＋三．三＝十四．三）的絕對風險；跟其他人相比，就沒那麼恐怖了。

膽固醇和大腦

近年來，我們一直強調膽固醇高和心臟病的關係，都忘記膽固醇其實是重要的脂肪，對身體的健康很重要。我們用膽固醇去建造細胞膜，製造雌激素（estrogen）、睪固酮（testosterone）及腎上腺素這個荷爾蒙。當我們曬到太陽時，身體會把這個原料轉化成維他命D。大腦中有二〇%的身體總膽固醇，其中七〇%在軸突外面包著的髓鞘（myelin sheath），髓鞘在那裡扮演重要的結構性角色。膽固醇對我們突觸的可塑性（plasticity）、學習和記憶來說，是非常重要的。

因為膽固醇是大分子（large molecule），不能穿越血脂屏障，也就是說，在血管中循環的膽固醇不能進入大腦，所以大腦必須製造它自己的膽固醇。大腦中的膽固醇，可以說完全由膠質細胞在製造，只有少數由神經元製造。大腦膽固醇的整個製造過程、新陳代謝，以及它的分泌，是有嚴謹調控的，如果破壞這個調控，會嚴重影響大腦的健康。神經性的疾病，像是尼門皮克症（Niemann-Pick）、杭丁頓舞蹈症（Huntingtons' disease）、巴金森症和阿茲海默症，都跟大腦膽固醇新陳代謝的缺陷有關。目前的他汀類藥物（Statin），像是冠脂妥（Crestor）和立普妥（Lipitor），是降膽固醇的藥，它們是小分子，可以穿越血脂屏障進入大腦，讓大腦能去製造它需要的膽固醇。

大部分的藥都有副作用，但假如藥效大於副作用，病人就會繼續吃。這個降膽固醇的他汀類藥物，會造成記憶力流失、善忘和神志不清。這個不好的副作用，目前仍有爭議性，主要在它降膽固醇的副作用是記憶流失，而有些研究甚至建議它可能可以保護大腦對抗阿茲海默症。然而，其他降膽固醇的藥，也都有記憶力衰退的負面副作用。

目前是尚未有任何令人信服的證據，可以指示醫生在安全性的考量上，是否應該用藥。

基因、膽固醇和阿茲海默症

在我們十九號染色體上有一個基因，叫做 Apo E（Apolipoprotein E）。它是製造運輸膽固醇的蛋白質，以及把類澱粉蛋白從大腦中移除指令。這個基因有三種類型：Apo E2、Apo E3 和 Apo E4。

大約有二〇％的人口身上帶有 Apo E4。這個基因使類澱粉蛋白的移除非常沒有效率，所以它會增加得到阿茲海默症的風險。有一半的人口身上有 Apo E3 的變種（variant），那是沒有風險的。有著 Apo E2 的人不多，但 Apo E2 清除廢物超有效率，可預防類澱粉蛋白的堆積。這些很幸運有 Apo E2 的人受到保護，不會得阿茲海默症。

因為我們是從父母身上分別遺傳到基因的，可能會有一個、兩個，或是沒有 Apo E4。無需驚訝，有兩個 Apo E4 的人，得到阿茲海默症的機率就升高了。然而，基因不是命運。大部分得了阿茲海默症的人，身上並沒有 Apo E4，而很多身上有一個或兩個 Apo E4 的人，也沒有得阿茲海默症。這就是為什麼醫生不推薦你去做基因檢驗。它不能真正帶給你多少訊息。

營養補充品是必要的嗎？

補充品並不能取代不良的飲食方式，所有已開發國家的資料，包括加拿大、美國都顯示，許多成人和孩子的飲食，都沒有達到政府認為每天應攝取的份量。年紀越大，攝取量越不足，尤其是維他命和礦物質，像是維他命C、鎂和維他命B群，都對大腦功能有關鍵性的作用。服用補充品就可以彌補這個不足。目前，最強的連結就是Omega 3、維他命B群及抗氧化劑，它們可以預防失智。

我們在前面看到Omega 3對我們的健康很重要。在大腦中，它們是神經傳導物質和荷爾蒙的受體（receptor，又叫感受體），強化膠質細胞移除類澱粉蛋白沉澱的功能。琉球的老人，是世界上最健康的老人之一，他們吃很多魚類。研究發現，他們血液中Omega 3的濃度越高，他們的心智功能越好。所以，即使只統計琉球本地吃魚的人口，還是魚吃越多，大腦越健康。

可惜，今天的魚類很多受到水銀（mercury）汙染，所以高魚類的飲食長久下來，對大腦不見得有益處。比較安全的做法是每天吃魚油，因為大部分商業的成品是經過篩選，保證沒有汙染的。對輕度認知功能衰退（MCI）的病人來說，Omega 3在跟維他命B搭配起來服用後，會得到雙倍的好處；這也再次證明沒有哪一種營養是單獨自己作用的。魚油也可以平衡掉酗酒造成的傷害。

它是失智症，還是維他命B群不足？

在所有一起合作的維他命和礦物質中，沒有任何一個比維他命B更緊密合作的了。就像在一個家庭中，如果父母偏心，對某個孩子的注意力，比給其他孩子來得多，兄弟就會鬩牆，維他命B也是一樣。例如，B族群中有葉酸和B12這兩個成員，它們是緊密合作的。它們兩個的合作關係，被我們硬加入葉酸到飲食中，而嚴重扭曲。加拿大和美國現在都在食物中添加葉酸，其他國家則在爭辯，不知道要不要追隨。

葉酸（folic acid）是人工合成的葉酸（folate），在綠色的蔬菜葉子中有很多。我們把它加入食物中來保護女性，使她們的寶寶不會脊椎發育不良成為脊柱裂（spina bifida）。但要使用葉酸，身體必須把它轉化成活性的甲基四氫葉酸（methyltetrahydrofolate）。這個轉化需要B12。假如這兩種維他命不平衡，像是太多葉酸（維他命B9）、太少B12，就會產生有缺陷的嬰兒，以及有記憶問題的老人。在加拿大，有四%的成人血液中，B12的濃度低於一百四十八pmol/L，這就是不足。然而，即使血液濃度比這高很多，它仍然跟大腦健康衰退，以及跟年紀有關的認知功能下降有關。在日本和歐洲，血清中B12最低是在五百 pg/ml 到五百五十 pg/ml。

假如放任B12缺乏而沒有治療，它會引起不可逆轉的大腦和神經系統損傷。的確，它的症狀跟血管性失智症很像。B12跟 Apo E4 的基因互動，而有 Apo E4 基因的人如果B12很低，就會引發認知功能問題的風險。例如，無法或很難辨識面孔。已經被診斷為MCI的病人，高濃度的維他命B補充品，可以減緩阿茲海默症的進度。

抗氧化劑和阿茲海默症的風險

大腦會受到自由基攻擊，傷害細胞膜和DNA。自由基造成的損害，會干擾正常的功能，最後使細胞死亡。要控制這個攻擊，我們需要循環血液中高濃度的抗氧化劑營養，包括維他命A、C和E，以及礦物質鎂、鋅和硒（selenium）。

身體也會製造它自己的抗氧化劑來對抗自由基，像是超氧化物歧化酶（superoxide dismutase, SOD）、輔酵素 Q10（coenzyme, CoQ10）和麩氨基硫（glutathione）。雖然我們自己可以製造這些分子，它們的合成還是需要食物中的其他營養素。例如，製造SOD需要銅，而製造麩氨基硫需要維他命C和E，維他命B和礦物質硒、鎂、鋅是共同因子。缺乏任何一個，這些重要的營養素就會限制我們自己可製造的抗氧化劑。

在有顏色的水果和蔬菜中，有很多植物化學物質，它們可以阻止自由基的製造、預防粒線體的傷害、保護神經元不受毒物侵害。在後面的章節裡，我們會讀到血液中這些高濃度的抗氧化劑，可以如何保護我們的大腦，它們是如何聯手合作，來保護脆弱的大腦組織不受侵害。

把維他命D放入失智中

維他命D的受體在大腦、神經元和膠質細胞中到處可見。這個事實就是告訴你，維他命D跟整個正常大腦的運作有關係，如果缺乏維他命D，大腦會受到嚴重的損傷。維他命D跟神經傳導物質的合成有關，它活化或關閉合成神經傳導物質的酵素，保持大腦中多巴胺和血清張素的正常健康濃度。它也保護神經元不受毒物侵害，並減低發炎。

有一個研究，是發現有這些缺乏（deficient，少於五十 nmol/L 二十五 -hydroxy D）或嚴重缺乏（severely deficient，少於二十五 nmol/L）維他命D濃度在血液中的人，得到阿茲海默症的風險高了兩倍。有一個佛倫明罕（Framingham）心臟研究專案的病人，長期追蹤了九年，那些血液中維他命D濃度低的人，管記憶的海馬迴容積變小，心智功能也變差。

最近研究發現活性的維他命D，也就是「二羥基維他命D」(1.25 dihydroxyvitamin D)，是膠質細胞吸收不溶性類澱粉蛋白塊需要的物質，唯有這些物質，廢物才能被 g 淋巴系統運送出大腦。維他命D缺乏會影響膠質細胞的工作，使這些類澱粉蛋白的沉積在神經元上。Omega 3 在破壞及移走類澱粉蛋白質上，也扮演重要的角色。有人說，低濃度的維他命D和Omega 3，合起來啟動阿茲海默症。

既然年長者在這兩樣上常常是不足的，所以應該要小心為上。

為什麼我們不能忽略油燈

假如營養不足是阿茲海默症的主要風險因子，服用補充品或改變飲食形態，在得了失智症以後還有幫助嗎？或許有，但僅可能在初期階段。在輕度認知失常的人，如果服用維他命B，可以暫緩惡化成阿茲海默症的時程。假如改善B12缺乏，可以逆轉B12失智症的症狀，這個症狀跟血管性失智症很像。

然而，假如B12缺乏繼續惡化下去，就會造成永久性的神經傷害，它無法再逆轉，不論你吃多少補充品都一樣。你可以這樣想：當車子機油的燈亮起來，你知道車子的機油低了，假如附近有加油站，你會馬上換機油，那麼，你的車子並不會受到損傷。但假如你忽略這個亮燈的警告繼續開車，引擎最終會損壞，車子會不動了，這時你再加多少罐的機油下去，都無濟於事了。因為損壞已經造成，無法逆轉了。一個小心的車主，會定期檢查車子機油的高度，一低就會馬上加。

同樣地，假如我們要避免認知功能下降，飲食形態和補充品是最有效的方式。在十三章中，我們會討論一些有用的養生之道和生活規則，假如機油的燈亮起來，記憶已經出問題了，它還是可以有幫助。但因為阿茲海默症的種子，是在症狀出現很早以前就種下去的，改變飲食形態絕對不會太早。不要等到紅燈亮了，才來亡羊補牢。

第六章

這是你在壓力下的大腦

假如你問我，長壽最重要的唯一關鍵是什麼，
我會告訴你，就是避免擔憂壓力和緊張。
而就算你不問，我還是要說。

～喬治・伯恩斯（George Burns），
《如何活到一百歲，或是更長》（*How To Live To Be 100- Or More*）

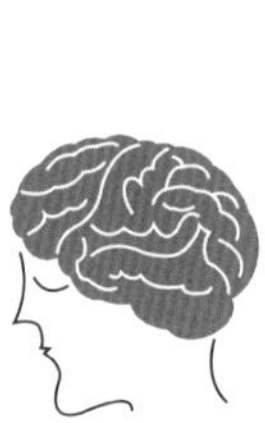

新的病人常告訴我，壓力是他健康最大的敵人。或許他才剛剛被診斷出癌症，懷疑先前生活的緊張和壓力，是不是導致他得癌症的原因。或許他有克隆氏症（Crohns' disease）或狼瘡（lupus）最近突然復發，他們問：為什麼是最近？是不是壓力太大的關係？

中等程度的壓力是正常的，而且是健康的。壓力使我們警覺，並協助我們表現得更好。但太多壓力當然影響健康，引發新的健康疾病，更使你以前的病狀惡化。壓力與大腦健康有極為強烈的關係。從幼年期到老年期，不管是哪個年紀的人，在長久和巨大的壓力之下，都會減少神經的可塑性，干擾突觸的形成和強度，而這兩個是我們學習和記憶的關鍵。

過大的壓力，是焦慮症和憂鬱症這類情緒疾病的主要因素。長期逐漸增加的壓力，是啟動失智症的板機。它可能是久病不癒的壓力，還是重大手術或長期的家庭不和或職場壓力。任何一個，或是全部這些，都會導致輕度認知障礙（ＭＣＩ）這類失智症初期的症狀出現，或是使輕度逐漸惡化到最嚴重的阿茲海默症。

一個新症候群的誕生

「壓力」（stress）這個名詞，最早在一九三〇年代出現在醫學文獻中，由加拿大藉的匈牙利裔醫生漢斯．塞利（Hans Selye，一九〇七～一九八二）首先提出。在他之前，壓力是個工程上的名詞：一個橋能承受的壓力，就是它載重的極限。塞利是加拿大蒙特婁（Montreal）醫學院的學生時，就注意到，不管原來是什麼病，所有病人都有一個共同特點：他們都看起來都很焦慮、蒼白和疲倦。他們好像被自己的病情打敗，而且不再有能力處理一樣。塞利很疑惑，為什麼況明明差很多，卻都出現同樣的現象。這個「生病的症候群」（syndrome of being sick）可以用準確的科學名詞來界定嗎？

塞利的研究顯示，他的確用可預測的生物化學和病理項目，來描述身體承受到過量要求時的現象。例如，荷爾蒙發生改變，因為腎上腺被激發了。過了一段時間，他發現，如果長期給予壓力，許多不同的健康問題就會出現：胃潰瘍、高血壓、動脈粥樣硬化（atherosclerosis）、關節炎，甚至是過敏反應（allergic reaction）。

如果是短期壓力，腎上腺分泌的腎上腺素這個荷爾蒙，在創傷或受傷時會保護我們。假如遇到威脅生命的情況時，它會幫助我們逃跑或避開危險情境。壓力荷爾蒙的分泌，增加我們的意識，警覺到環境中任何會影響我們生存的線索。壓力荷爾蒙減弱發炎，使我們對痛較不敏感。它引導血液從較不關鍵的功能，像是消化到肌肉和大腦去，使它們能有充分的葡萄糖和氧，可以更辛勤地工作。

這些都很好，假如我們是在拯救一個溺水的孩子，或是要逃避掠食動物。在這種情況之下，我們必須注意到腳下，以便可以順利逃開，而且需要突然爆發的能量，或許甚至要到達超人的強度。但假如這個壓力持久不退，身體一直在釋放壓力荷爾蒙呢？這時，塞利就發現分布很廣、通常不可逆轉的傷害就發生了。而且不是只有一個器官，它會傷害全身的器官。

他開啟這個領域的種子（seminal）論文，〈不同傷害性事務造成的病症〉（A Syndrome Produced by Diverse Nocuous Agents），一九三六年發表在《自然》（*Nature*）期刊上。

不是一個壓力，而是很多壓力

當我們想到壓力，多半想的是心理壓力。親友的死亡、離婚、不聽話的青少年，這些都對我們健康造成傷害。但塞利的研究顯示，壓力來自許多層面。雖然它通常是心理的，但可以是生理的：暴露在過強的熱和冷中、沉重的體力工作，或是過度的運動。壓力可以是醫療上的，像是外科手術、慢性疼痛、遲遲不退的發炎，或是長期的吃藥治療。或者，我們也可能因環境而感到壓力；空氣汙染、氣候炎熱、酷寒或噪音，這些都會引發壓力反應。

壓力甚至可以是快樂的，像是墜入愛河、去旅遊，或是贏樂透獎。塞利在一九七四年的書《沒有苦難的壓力》（*Stress Without Distress*）中這麼寫道，「假如一個母親被告知獨子死在沙場，她承受巨大的精神創傷和震驚；多年後，原來這個消息是假的，她的孩子無預警地走進家門，她經驗到極端的快樂。這兩個事件的結果，悲傷和極樂是完全不同，不過，它們的壓力效果，就是必須調整自己去調適全新的環境，是相同的。」

塞利指出不同形態的壓力，是累積的。小的和大的壓力結合起來，會打垮我們；就像橋梁的承載力，不是算一部車，而是算重量。這就是為什麼當我們在極端壓力之下時，通常是一根稻草，就壓垮了駱駝的背，小小的挫折累積起來，最後就爆發了。不同種類的壓力，最後都引發同樣的身體傷害。過度的工作會使腎上腺變弱，最後會停止工作，因為它已經超越了可負荷的量。

生命的荷爾蒙

腎上腺坐落在兩邊腎臟的上頭，它是我們壓力荷爾蒙主要的分泌場所。它有兩個顯著不同的區塊：外層，或叫皮質，內層叫髓質（medulla）。每一個區塊，會分泌他們自己非常不同的壓力荷爾蒙。

腎上腺皮質製造類固醇（steroid）如醛固酮（aldostervid），它控制血壓及身體中鹽和水份的平衡。它也製造皮質醇（cortisol），對這個荷爾蒙，我們很熟悉，它調控我們的血糖，控制脂肪、蛋白質和碳水化合物的轉換成能量。它使發炎減低，壓抑免疫系統的某些層面。人工合成的皮質醇，像是「強體松」（prednisone）和「可體松」（cortisone），是用來治療在發炎狀態過度活化的免疫系統，例如類風濕性關節炎（rheumatoid arthritis）。

一個健康的人，他身體中的皮質醇濃度，會隨著一天的時間不同而變化。通常，在早晨醒來以後最高，慢慢隨著時間過去而降低，到子夜時最低。如果突然發生意外或爭吵時，突然的緊張壓力會使皮質醇上升，不管那是白天的幾點鐘。當壓力化解後，皮質醇會回到正常。然而，如果壓力持續，皮質醇的濃度會一直保持在高點，高皮質醇會導致高血壓和高血糖，快速地增加體重、焦慮和憂鬱症。而太低的皮質醇會導致疲倦、體重減輕。

皮質醇和大腦

在大腦中，突然升高的皮質醇濃度，會使血液離開前額葉皮質，這個地方是處理問題解決，控制衝動和情緒行為的地方，來到後腦（hindbrain）這個所謂「爬蟲類的腦」（reptilian brain）。後腦的位置在腦幹（brain stem）上，控制著生存所需的直覺性反應。這個原始的腦沒有記憶，但它影響我們的心跳、體溫和呼吸。

早期的哺乳類，從這爬蟲類的腦上發展出邊緣系統（limbic system）。這個邊緣系統是大腦的情緒中心，因為它使動物記得使牠高興或恐懼的事件，並依照這個感覺做出反應。邊緣系統包括三個部分：海馬迴、杏仁核和下視丘（hypothalamus），它們一起合作，來處理我們對威脅的反應。

雖然我們常用喝酒來紓解一天下來的壓力，用咖啡來讓我們一早醒來，過量的酒精和咖啡因，都會增加皮質醇。因為我們需要皮質醇在低的濃度下才能睡著，睡覺前喝太多酒或咖啡，不是一個好主意。從另一方面來講，如果除非灌下幾杯濃咖啡，否則在早上起不來的話，或許你的皮質醇在早晨太低了，而且你的「生物節律」（biorhythms）也是不正常的。

血液中，若有持續不下的高皮質醇濃度，會使大腦受損。在前額葉皮質，它會減弱突觸，減低神經元的發射。過了一段時間，海馬迴會縮小。新的神經細胞不再產生，工作記憶就受損了。於是，嚴重記憶流失和失智症的機率就升高了。

其他腎上腺荷爾蒙

在腎上腺的髓質部分，會分泌出兩種荷爾蒙，腎上腺素（adrenaline）和正腎上腺素（noradrenaline，又叫 epinephrine 和 norepinephrine）。正腎上腺素也會從全身神經終端分泌，並經過大腦的神經元。它是我們「戰或逃」的荷爾蒙。腎上腺素和正腎上腺素使我們身體準備好去做劇烈的反應，在一個威脅的情境去戰鬥或逃離它。它們在很強的情緒反應後會釋出，像是恐懼一個突如其來的攻擊，或是差一點被汽車輾過。人在等待工作面試時，也會分泌腎上腺素和正腎上腺素，等著看牙醫時也會。

腎上腺素的分泌，會引發突然的身體和心智能量上升，有時稱作「腎上腺素爆發」（adrenaline rush）。它會加快心跳，增高血壓。我們會流汗、肺會擴大以吸進更多氧、眼睛會睜大而瞳孔會放大。我們可能會體驗到心悸或心臟狂跳。而腎上腺皮質分泌的荷爾蒙，是存活的要素，我們沒有它就會死，而髓質分泌的荷爾蒙，就沒那麼生死攸關了。

但這不表示它們不重要：當腎上腺素和正腎上腺素功能不正常，我們會強烈感受到這個後果。

筋疲力盡、營養和大腦

假如我們讓大腦過度工作，它很容易因筋疲力盡（burnout）而受損。現代的腦造影技術，可以讓我們看到營養進入大腦之後的情形，大腦工作得越辛苦，它需要的營養越多。所以醫生告訴你，如果大腦每天工作和修補所需的營養不足，長此以往，會造成不可彌補的永久性損傷，你應該不會覺得驚訝。甚至只是偶爾的不足，都會使大腦停滯，影響我們工作的表現，以及影響我們享受家庭生活和休閒時間。

維他命、礦物質、重要的脂肪和胺基酸，缺乏這些每一分鐘對大腦功能都很重要的營養，其實是相當普遍的現象：即使是那些自認為吃得很健康的人，他們的營養也常常不足。雖然我們吃的食物很重要，但辛苦工作的大腦如果有額外營養（如補充品），來確保它能在最佳狀態下工作，維持健康的話，也沒有什麼不好。我們在第四章中看到了，即使是健康、充滿活力的年輕人，在服用了十到十五倍的RDA推薦維他命B群之後，他們在壓力下的心智表現會比較快，比較正確。甚至，連運動忍受度（excise endurance）也增加了。

顯然，這種額外的補充品，帶給他們工作上和娛樂上的優勢。

有條件的重要營養素

在壓力下，有些平常認為並不重要的營養，會變成一個因素。我們稱為「有條件的重要營養」（conditionally essential），因為它們的生物合成，是限制在某個情況之下。維他命D就是一個好例子。嚴格來說，它不是真正的維他命，因為身體可以自己製造。但因為我們需要紫外線才能製造，而維他命D在缺乏日照的情況下，就變成重要的營養素了。

輔酵素Q10是一個主要的抗氧化劑，也是另一個有條件的重要營養。粒線體要發揮功能需要它，假如我們服用降低膽固醇的他汀類藥物，就需要額外補充輔酵素Q10，因為他汀類藥物不但阻擋膽固醇合成，也阻擋了輔酵素Q10。

酪胺酸這個胺基酸，是建構腎上腺素和正腎上腺素的基本元素或先行物（precursor，譯註：沒有先行物，就無法產生所需的物質），它也是有條件的重要營養素。平常，我們只要吃蛋白質的食物，就會得到很多。我們也可以從其他胺基酸，也就是苯丙胺酸，去製造出酪胺酸，而苯丙胺酸在富含蛋白質的肉中也有很多。然而，當我們在壓力之下時，酪胺酸就變成有條件的重要營養素了。那時，不管怎麼吃，飲食都不可能提供足夠的酪胺酸，來達到我們的需求。

在新陳代謝的過程中，需要很多關鍵性分子，而它們的製造需要酪胺酸。所以，你可以想像我們從飲食進來的酪胺酸，是大家都搶著要的。我們用它去製作甲狀腺素，而這個甲狀腺的荷爾蒙，去製造黑色素（melanin）這個皮膚和頭髮的色素。它是輔酵素Q10的建構分子，也是製造腦內啡（endorphins）需要的；腦內啡是大腦自己產生的止痛劑。但酪胺酸最重要的任務，是製造多巴胺這個神經傳導物質，我們在前面的章節中已經看到了，多巴胺在控制大腦的功能上，扮演關鍵的角色。

長期慢性疼痛的壓力

我們有時會忘記長期疼痛帶來的壓力有多大，以及如何使我們精疲力盡。我記得有個來就診的病人叫麥克。當時他還很年輕，卻被診斷出有嚴重的關節炎，他跟疼痛一起生活了大半輩子。他現在才五十歲，卻必須用柺杖才能走路。

在他來看病的一年裡，情況因維他命和礦物質的額外補充而減輕很多。尤其是原本低的維他命D校正了以後，他的鎂的攝取也達到最佳狀態，因為這兩個營養素，都跟肌肉骨骼的疼痛有關。一般來說，他的飲食很正常，也避免垃圾和經過精緻處理的食物，但我把他的飲食做進一步的改善，去除任何有糖的食物，減少碳水化合物之後，他就可以丟棄枴杖，只靠一根手杖行走了。

他認為，壓力是疼痛的主要來源，所以決定離開壓力很大的工作，提早退休。當我問他計畫如何過退休後的生活，他微笑地說自己有個祕密嗜好，就是寫詩，他決定以後全心去寫作。我當下的反應是，他可能可以受到補充酪胺酸的好處。多巴胺是創意的關鍵神經傳導物質，而實驗發現，酪胺酸對創意的思想有幫助。多巴胺會影響創意，是它讓感官刺激大量湧進大腦。對有藝術天份的人來說，這協助他意識到字、影像和聲音不平常的形態，強化這個能力，就會產生新的想法和點子。

因為疼痛只是把酪胺酸用光的一種壓力來源，而服用補充酪胺酸的藥，可以增加多巴胺，幫助麥克寫作。他開始每天早上服用兩千毫克的 L- 酪胺酸，等三十分鐘以後再進食，這可以讓酪胺酸進入他的大腦，而不需要與其他胺基酸競爭。幾天以後，我接到他的電子郵件（E-mail），上面這樣寫著：「哇，我好像找到大腦的開關，並把它擰開了。」

多巴胺大腦的不足

酪胺酸、多巴胺和壓力的關係是什麼？為什麼在壓力下的人，會受到額外酪胺酸的好處？要了解這個問題，我們需要先了解一下基本的新陳代謝路徑。你知道的，當我們在壓力之下時，多巴胺很快就會用光，因為我們需要它，來製作腎上腺素和正腎上腺素。

多巴胺↓正腎上腺素↓腎上腺素

當腎上腺素湧出，假如我們有足夠的酪胺酸在血液中循環，可以繼續製造多巴胺。但如果沒有，我們就會感到它的後果了。多巴胺不足會讓我們覺得疲倦、沮喪和缺乏動機。我們不能專注。而且，當然，沒有足夠的多巴胺，也不能再製造更多我們應該需要的腎上腺素和正腎上腺素。

主流的醫學教學，都忽略了製作壓力荷爾蒙會用光身體的多巴胺這件事。但我深切地認為，這正是為什麼壓力使我們心情這麼不好。缺乏多巴胺，可以解釋大部分極端壓力或長期壓力的症狀。它也是酪胺酸補充品這麼有效的原因：它們可以補充多巴胺囤積，即使多巴胺被腎上腺用光了也一樣。

誰會從酪胺酸的補充品中受益？

任何一個經歷到生命創傷的人，像是離婚或親人死亡，都會受益。它不會使疼痛麻痺，它不是止痛藥，但它給你能力去對付它。酪胺酸的補充品，也會降低跟壓力有關的血壓。研究並顯示，大腦在高工作量要求時，酪胺酸可以增加大腦的功能。

有好幾個研究發現，酪胺酸可以「扳正」（counteract）記憶衰退和訊息處理，這是指正常人因工作需求量太大時，產生的工作記憶和訊息處理的問題。這可能是大腦工作過量（譯註：當準備考試時，我們有時會覺得大腦昏昏，不能思考一個問題，看三遍沒看懂，訊息進入大腦的速度變得很慢，這就是作者描述的情況）、工作流失或極端的天氣變化。因為多巴胺在我們回憶看到的字、上台去演講時，都需要它的幫助，任何人在面對上台報告或參加正式的社交場合，都會發現酪胺酸特別有幫助。

運動員可服用它來增加耐力、聚焦能力和專注力。我常推薦它給高爾夫球員，他們發現比賽前服用，會增加他們的球技。有一個鋼琴家，在我推薦他服用酪胺酸之後，在上台表演之前，可以不必再服用表演焦慮的藥物，而且覺得他的演奏有進步。對有些人來說，變老是有壓力的事，我推薦一些七十歲以上的人服用酪胺酸，可以減輕他們隨著年齡變大而來的壓力反應。

創傷後壓力症候群

雖然這個病由來已久，但創傷後壓力症候群（Post-traumatic Stress Disorder, PTSD）真正被視為醫學上的一個疾病，是在一九八〇年。一個人暴露在極端的壓力下，像是虐待或目睹暴力或威脅生命的行為，就會導致ＰＴＳＤ，長期的肉體和精神虐待也會。有些人可以把這些恐怖的事件或影像放下，讓時間去沖淡一切，有些人卻會被鎖在戰或逃的反應困境中，持續覺得壓力，即使這個事件已經過了幾十年。

許多上過戰場的士兵，是ＰＴＳＤ的高危險群。我們發現，酪胺酸可以增加軍人心智和身體的表現，也可以幫助預防ＰＴＳＤ。其實，許多研究都顯示，陸軍最早就知道酪胺酸補充品的好處。在美國，有個兩年的國會要求研究專案，專門檢視維他命補充品和其他重要的營養，能否增進軍人大腦的功能，以及保護他們不會得ＰＴＳＤ。然而，任何人只要一直在跟壓力打仗，不管是在工作上或在私人生活中，都可以得到酪胺酸的益處。

我在沒有改變飲食或改變補充品的情況下，會選擇介紹酪胺酸給病人。經由這個方法，他們可以自己看到酪胺酸帶來的好處。第一，我確定製造多巴胺所需的其他因子，都在它們應該在的位置上。我確保病人按照我說的，先服用至少一個月的多種維他命。我也需要他們服用Omega 3，以及額外的維他命C和鎂。

水溶性的維他命B特別重要。我們前面有看到，在壓力情況下，多服用維他命B，可以幫助我們表現。有些市售的多種維他命，只有目前RDA規定的最低維他命B程度，有些牌子的多種維他命含量比較高，買的時候請注意，B6至少要二十五毫克才行。

維他命C和壓力

在第四章，我們看到維他命C這個強大的抗氧化劑，可以保護大腦不受自由基侵害。大部分動物從葡萄糖製造牠們自己的維他命C。可惜，一個製造維他命C的基因，在靈長類上突變了，所以我們不能自己合成維他命C，必須從食物中攝取。演化生物學家認為，不能自己製造維他命C的動物，是因為生存在維他命C豐富的環境中，才生存下來的；製造維他命需要耗費很多能量。所以，對早期的人類來說，能量是很不足的，有這個突變的基因，雖然不能自體製造維他命C，卻可以提供靈長類額外的能量來求生存，並在缺乏能量的環境下繁殖。但今天我們不需要額外的能量；現代的飲食其實是卡路里太多。含有大量維他命C的蔬菜和水果，我們吃得不夠。

二〇〇九年，研究發現，加拿大多倫多大學（University of Toronto）二十歲到二十九歲的大學生，七個中就有一個，血液中維他命C的濃度，跟壞血病的標準一樣，另外的三分之一，是未達最佳標準。儘管他們很年輕，這些血液中低維他命C濃度的，都有高血壓、體重過重、血液中有發炎現象，而這些都跟心臟病的風險有關。

腎上腺皮質和它的髓質都可以儲存維他命C，這就是為什麼服用維他命C，可以改變血液中皮質醇和腎上腺素的濃度。製造神經傳導物質，像是多巴胺和血清張素，需要維他命C，而製造腎上腺素和正腎上腺素，也需要維他命C。我們可以這麼猜想，壓力大時，我們需要額外的維他命C。從下面的圖表中，那些可以自己製造維他命C的動物，不但製造比牠們體重還要多的維他命C，在壓力來臨時，還劇烈地增加維他命C的產量。

讓我們假設一般人的體重是七十公斤，他每天需要的維他命C是七十五毫克到九十毫克。但假如這個人是山羊，有著同樣的體重，從下面的圖表中，我們可以算出他每天需要製造二·

三克的維他命C。也就是說，這是這隻山羊在完全沒有任何壓力，或許只是整天在吃青草的情況下，需要的維他命。而假如這隻山羊在壓力下或生病了，他每天需要的維他命C，就到了令人驚訝的十三・三克。這種在壓力下立刻能製造大量維他命C的能力，在能製造維他命C的動物中，從老鼠到大象，都是很普通的。你可以從這中間，看到動物用維他命C對壓力作反應的重要性嗎？

截至目前為止，沒有任何研究有系統化地了解人類在壓力之下，對維他命C的需求。天竺鼠（Guinea pig）是另一個不能自己製造維他命C的哺乳類。一開始，牠們是實驗室中用來研究維他命C最理想的動物，因為牠們也要靠飲食來攝取維他命C。但我們不再用牠們了，

種類	每日最低需求量（毫克／公斤／天）	在壓力下或生病時，最高需求量（毫克／公斤／天）
山羊	33	190
大鼠	39	199
小鼠	34	275
兔子	9	226
狗	5	40
人類（RDA）	0.9	沒有資料

資料來源：改寫自列凡（M. Levine）的〈抗壞血酸的生物和生物化學的新觀念〉，《新英格蘭醫學期刊》（"New Concepts in the Biology and Biochemistry of Ascorbic Acid," *New England Journal of Medicine*），314，14（1986）：892-902。

因為牠們無法製造出足夠的維他命C，來應付實驗室給的壓力，很快就死亡，實驗也做不成了。

即使是當作寵物養的天竺鼠，也生活在高壓力之下，牠們呈現所有跟壓力有關的症狀。牠們變得暴怒、有攻擊性，或是沮喪、不想動。牠們也會發展出腹瀉（diarrhea）、掉毛髮或有皮膚問題；而這是壞血病的前期症狀。這個壓力可能是家裡的狗喜歡叫，或是不斷有很大聲的音樂。甚至只是溫度的起伏；天竺鼠不能承受風寒，否則牠們會死掉。

假如我們是天竺鼠

一九七〇年代，Man-Li Yew 在德州大學奧斯汀校區（University of Texas Austin）進行研究。他發現，人類需要多少維他命C才夠這件事，並沒有定論，也不知道人類對維他命C的需求，在壓力之下是否會增加，所以，他就用天竺鼠來做研究。牠們在壓力下或生病時，對維他命C的需求會增加嗎？假如會，他可以相當確認人類在壓力之下，也會增加對維他命C的需求。

他把健康的年輕天竺鼠分成幾組，每組食物中的維他命C量不一樣，然後給牠們外科手術的壓力。天竺鼠並沒有感覺到痛，因為牠們被麻醉了。但雖然麻醉阻擋了痛覺到達大腦，卻不能停止跟著創傷而來的荷爾蒙和新陳代謝改變。

他衡量這些天竺鼠在手術前後生長的情況（這批天竺鼠的年齡，相當於人類的青少年）。然後，他觀察到這些老鼠很快就從手術中癒合，並從麻醉中恢復。為了預防壞血病，這些老鼠只需要一．五毫克／公斤／天的維他命C就夠了。它只比RDA推薦的○．九毫克／公斤／天多一些而已。但要達到理想的成長，牠們需要十六毫克／公斤／天，而要達到從麻醉和手術中恢復的最佳狀態，牠們需要五十毫克／公斤／天，多了很多。

假如人類細胞組織對維他命C的需求跟天竺鼠一樣，三十公斤重（六十六磅）的兒童和青少年，就會需要大約一千五百毫克／天，來維持正常的生長和發展。而一個七十公斤（一百五十四磅）重的成人，至少需要三千五百毫克／天，才能從手術中恢復。Yew注意到，雖然只能從天竺鼠的資料，去猜測人類在壓力下的需求，但，他強調，「這方面的研究，應該由關心青少年健康的醫學人士來做，才知道年輕天竺鼠的實驗結果，能不能應用到年輕的人類身上。」

最近有一個研究，是讓心臟病的病人，在開刀前注射二克維他命C或生理食鹽水，或是在手術後口服一克維他命C，連續服用四天。那些有額外維他命C的病人，住院時間比較短，手術後併發症比較少。馬拉松選手若服用了一千五百毫克的維他命C，在跑完以後，身體中的皮質醇濃度比一般人低。同樣的效果，出現在運動壓力與熱壓力結合在一起時：那些服用額外維他命C的人，在運動之後，他們血液中的皮質醇較低。

或許，現在應該來重新評估人類對維他命C的需求，同時，也該看一下壓力和痊癒的關係。

鎂和壓力

有一個現代飲食沒有提供給身體需求的元素，就是「鎂」這個把酪氨酸轉化成多巴胺、腎上腺素和正腎上腺素時需要的礦物質。我們從食物中攝取的鎂不足，是沒有疑問的，有一份調查北美和全世界的問卷顯示，我們大多數人沒有達到每天應攝取的最低標準。在美國，不到一半的人口達到這個標準。在加拿大，四〇%的年輕人攝取太少，而這個數字跟隨年齡急劇上升，七十一歲以上的男人和女人，有七〇%沒有達到每日的最低標準。

鎂幫助我們抵抗壓力。如果沒有足夠的鎂，我們無法製造神經傳導物質或用到荷爾蒙。我們需要鎂來進行葡萄糖的新陳代謝及產生能量。鎂也使我們的消化系統運作，心臟的節律穩定，控制血壓。然而，在壓力來臨時，壓力荷爾蒙的釋放，會因為頻尿而使鎂耗盡。所以，當我們身體缺乏鎂時，壓力變成禍不單行，不僅使我們對付壓力的能力減低，同時還使這個缺乏變得更糟。在動物和人類的研究上，鎂的耗盡跟焦慮的增加，是直接相關的。

我認為，在壓力下鎂會耗盡，是有生物原因的。鎂跟鈣一起工作，使肌肉產生功能。肌肉收縮時需要鈣，而放鬆時需要鎂。肌肉中儲存的鎂很低時，肌肉無法放鬆，我們就會緊縮。我們的肩膀覺得一天二十四小時、一個星期七天都得找人按摩，我們的腳會抽筋、眼皮或嘴唇會抽動。我們會便祕，或是進食後覺得飽脹，雖然只吃了一點點，因為我們控制食物經過腸胃道的平滑肌，不能正常的放鬆。

另一方面，當細胞組織中充滿了鎂，我們不焦慮，身體也覺得放鬆與舒服。浴鹽 Epsom（譯註：因為產在英國的 Epsom 鎮，所以稱為 Epsom 鹽）是一種硫酸鎂，睡前泡 Epsom 的澡，可以舒解肌肉。但紓解肌肉，並不能幫助你面對緊急狀況。在戰或逃時，我們需要的是繃緊肌肉，而不是放鬆肌肉。我們需要把鎂放出來，就會覺得壓力減輕了。

我們在本書的後面，會再回來談鎂，並解釋可以如何在身體中儲存鎂。

管理壓力

適量攝取咖啡和酒精，對釋放壓力來說是好的，但過量就會增加皮質醇濃度，反正雖然咖啡和酒精的攝取減少，我們還有很多其他方法，可以幫助我們管理壓力。

運動對很多方面來說都很重要，但對壓力管理來說，它的價值特別高。固定運動可以降低血壓、怒氣和敵意。然而，過度運動會有負效果。過度使用身體會耗盡營養，並引起身體的傷害，例如傷到膝蓋關節，以後就會很難復健。現在有一些證據，適度運動可以保護你抵抗大部分的慢性疾病，但過度運動會減低你健康生命的預期值。

按摩及維持強大的正向人際關係，可以降低高皮質醇濃度。我們訓練自己不要對壓力過度反應，可以用認知行為的訓練，使自己冷靜。正念的壓力減低法（mindfulness），是根據佛教打坐參禪發展來的技術，現在相當熱門。它可以減低皮質醇和各種心智和生理疾病引發的壓力症狀。當然，正常健康的人在壓力下，也可得到幫助。

現在有一批新的醫生，他們對整合性的健康照顧有興趣。他們既接受傳統的醫學訓練，也對另類治療法不排斥，目的在於提升健康的癒合。他們聚焦在飲食和營養的耗盡上，但也強調運動、針灸、瑜伽和太極，以及整脊（chiropractic）和按摩，他們治療全人，也就是包括心、身和靈，不再是傳統醫學的詳細分科診斷。整合醫學（integrative medicine）越來越吸引病人，目前在北美的醫院、大學和醫學院，都已找到了立足點。

壓力管理是整合醫學的哲學核心，也是他們醫療病人的重點。我們可以說，整合醫學派的醫生終於看到塞利醫師研究的重要性了。

第七章

大腦受傷：創傷和中風

一個人的成功，不是以他爬到最高的什麼位置來判定，
而是以他克服了多少困難來評量。

～布克．華盛頓（Booker T. Washington），
《超越奴役》（*Up from Slavery*）

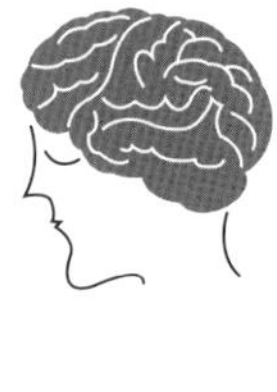

某天下午，我跟幾位客人一起坐在我朋友小屋的小碼頭上聊天。那一天過得很懶散，多半用游泳和閱讀來打發時間。今天晚上我們會聊天，以相互了解過去幾年發生了什麼事，但現在，大家只想安靜地享受一下整個環境的安寧，並放鬆一下城市生活帶來的緊張。我們前面的湖，是攝影師的夢想，它像鏡面一樣光滑的湖水，反映出萬里無雲的天空，和岩石的海岸邊。在這裡，彷彿可聽見遠處孩子們從石頭上或碼頭上跳水的尖叫聲，他們在享受晚餐前最後一次的游泳。

這是加拿大北安大略（Ontario）典型的度假夏天。我們的大腦懶洋洋地在曬日光浴，工作和城市生活隱遁到遠方，大自然無聲地在跟我們溝通。有兩天的時間，我們可以幻想過著簡單的生活：鄉村茅屋、燒木柴的灶，大家一起燒飯一起吃，女主人好像可以透視我們的欲望，她端了一盤冰鎮過的幾杯酒來到碼頭。

突然，好幾艘快艇出現在湖上，打破原有的寂靜，激起層層浪花。在每一艘快艇的後面，拖了一個大橡皮圈，像是輪胎的內胎，有好幾個不同年齡的孩子在滑水。大浪打來時，船身會大幅震盪，連帶使得其後的橡皮圈也劇烈反彈。孩子們緊抓著橡皮圈的邊緣，高聲尖叫。大浪激起的迴漩，不停地劇烈搖晃，使他們的頭一次又一次地前後甩動。

我旁邊的一個朋友說：「這些孩子看起來玩得可高興了。」但我看到這些小小孩的頭被浪花這樣甩動時，開始擔心他們的大腦會像果凍一樣，前後不停地跟腦殼相撞。這會造成什麼樣的傷害？假如他們每個週末都這樣玩的話，他們的大腦會不會累積成傷？

創傷性腦傷

假如我最近幾年沒有接觸過足球球員受傷的大腦，可能不會去擔憂湖上這些孩子，特別是那些正面對撞的球賽，像是冰上曲棍球和足球，常會導致球員的腦傷。

其實，多年來，一直有人懷疑那些職業球員會不會有長期腦傷。在球場以外的地方，很多球員都吃過官司或犯過罪，大部分是家暴（domestic violence）。早期是歸因到這些球賽本身太過暴力，可能讓他們在球場或冰上必須要有的敵意和攻擊性，被帶到家庭生活來了。這些球員是單純受制於憤怒和暴力的臨界點比較低。

但很多症狀不能這麼容易解釋。有些球員有短期的記憶流失。有些發展出像巴金森症似的動作上的困難，或是走路看起來像醉漢。而退休球員中，他們自殺的比率顯著地比別人高。

拳擊手腦病變

新澤西州病理學家哈里森．馬特蘭（Harrison Martland）醫生（一八八三～一九五四），是第一個觀察到職業拳擊手大腦受損的人。他的論文〈拳擊醉手〉（punch drunk）發表在一九二八年，論文開頭是「多年來，拳擊迷和推動拳擊運動的人，都確認職業拳擊手有一個奇怪的現象，我們就把這種現象稱為『拳擊醉手』。這些拳擊手的早期症狀就是，『瘋瘋癲癲』、『傻瓜』或『小怪人』。」檢視這些已故拳擊手的大腦，馬特蘭醫生發現，有顯著腦神經細胞死亡和神經衰退的現象。他把這個現象叫做「慢性創傷腦病變」（chronic traumatic encephalopathy, CTE）。現在，我們知道，不需要一直被捶打頭，就會得到慢性創傷腦病變了；就連輕微撞擊或重複搖動，也可能會得到。

二〇〇八年，波士頓大學醫學院成立一個大腦銀行，裡面有八十五位曾有連續性腦傷經驗人的腦。在這八十五人中，有六十四個人是運動員，二十一個人是退伍軍人，而他們大多數人以前也曾是運動員，再加上一個重金屬搖滾樂迷，他的頭傷，就是自己弄出來的。雖然不是每個人都有明顯的拳擊手腦傷的典型症狀，但在六十八個有這個症狀的人之中，他們大腦都受傷得非常嚴重，從神經元纖維纏結（neurofibrillary tengles）的堆積，到白質軸突的死亡都有。

這些人在死亡之前，都經歷過頭痛、注意力缺失、不能聚焦、沮喪、暴發性的憤怒（explosive rage）和短期記憶的損傷。那些有著最嚴重攻擊性人格的人，也是腦傷最嚴重的人，也最容易在生命晚年被診斷為失智症。在本研究中的三十四名美國足球員中，打球打得越久的人，大腦的傷害越嚴重。

孩子大腦的受損會不會更嚴重？

當我還是個小孩的時候，父母並不知道撞到頭是很嚴重的事。我們在爬高、盪秋千，或是吊單槓時，有時會掉下來，我們哭一哭，頭隆上起個大包，過幾天就消下去了。但只有一個開放性傷口，結果嚴重到必須看醫生。一點小傷會對大腦造成長期後果的這種概念，我父母從來沒想過。沒有人曾注意過情緒的改變，或是聚焦或專注的問題。

今天，我們知道孩子一開始看起來沒什麼了不起的頭傷，會有長期的嚴重後果。頭被撞擊的當下，好像並沒有引起腦震盪，但以後會發展出嚴重的記憶問題。強烈的焦慮感、注意力不能集中、容易激怒、輕微的沮喪、憂鬱，以及無法靜下心來做功課等症狀，在初期時往往不明顯。雖然大部分的症狀會消失，有些會發展成慢性的毛病。對孩子來說，重複性的撞擊頭部，比大人更嚴重。有一個足球員的研究發現，假如他們在十二歲以前就去踢足球，目前在神經心理學測驗的表現上，會顯得特別差。

過去有這種迷思：孩子比大人容易恢復，小時候受傷比較沒關係，所以他們在受傷之後，會比大人更早獲得允許再回去足球場打球。然而，在完全恢復之前，一點小力道就會造成第二次腦傷，症狀也會更嚴重，拖的時間越長。受傷之後，症狀沒有馬上出現，並不表示沒有損傷。有一個研究發現，一開始沒有任何症狀的孩子，兩個星期之後，神經上的病變就出現了。

羅伯・康杜（Robert Cantu）醫生在他的書《腦震盪和孩子》（*Concussion and Our Kids*）中說，成人運動員大腦結構的傷害，通常源於他們小時候受的傷，「我看到所有研究都指出，同樣強度的腦傷，幼年期時遇到，會比成年後更嚴重，」他說：「一般來說，未成年人腦傷復原的速度比成年人慢……，腦傷造成他們後來嚴重的認知行為和情緒改變。」

中風和大腦細胞的死亡

中風是另一種的腦傷，當某部分大腦的血液被阻斷或嚴重減少，就會產生這種現象。這個部位的神經細胞，被剝奪了氧氣和養份，它們在幾分鐘之內會死亡。中風常會引起癱瘓，這個癱瘓有時可以逆轉，有時卻不可以。

中風有兩種：其中一種是缺血性中風（ischemic stroke），就是血管中的血栓，阻擾了血液的流過；另一種是出血性中風（hemorrhagic stroke），就是在血管破裂時，血液流到附近組織，壓縮到神經元。血管的破裂，有時是因為血管在出生時就有不良，也有可能是血管瘤（aneurysm），血管中有一部分比較弱，在壓力下突出，最後爆開。

有一種短暫性的缺血（transient ischemic attach, TIA），就是血液通往大腦時，短暫受到阻擋。ＴＩＡ通常被稱作小中風（mini-stroke），通常只有二到十分鐘，雖然也有長達二十四小時的。ＴＩＡ通常不會引起永久性的傷害，但可能是即將中風的訊號或警告：有三分之一的ＴＩＡ患者後來中風了。然而，大部分中風的人並沒有ＴＩＡ的經驗。

危險區

中風之後，可以在大腦掃描中看見兩個區塊。一是核心區域，那個地方的細胞已經死亡，沒有辦法補救。另一是夾在死亡細胞和健康細胞之間的叫做「半影」（penumbra），這裡的細胞受到受傷的震撼，但還沒有到不可挽救損傷的地步。然而，如果血流量持續低於閥，這些細胞也會死亡。這就會擴大受損的區域。換句話說，一開始受傷的細胞，會引起一開始時未受損細胞的死亡，而這些細胞的死亡，又會引起它旁邊細胞的死亡，成為惡性循環。就像一顆小石頭丟入平靜的池塘中，漣漪會從中間一直往外擴散，使原本健康的細胞也死亡。

同為半影組織的存活率，跟中風後的復原程度有極大的關係，目前急診室的作法都是拯救這些細胞，要盡快把血液送到半影的地方去。用外科手術移除血栓，或是用藥物去溶解它，這種藥物叫做「凝塊破壞藥物」（clot-busting drug）。因為時間很重要，這種藥物必須在中風後四個半小時打進去。阿斯匹靈可以稀釋血液，又可以抗發炎，所以，服用阿斯匹靈可預防血栓形成。

雖然中風和腦創傷的原因不同，它們還是有相似的生理原因。大腦創傷（Traumatic Brain Injuries, TBI）是死亡或瀕死細胞附近造成的氧和葡萄糖代謝不足，中風是半影細胞被已死亡細胞影響，也跟著死亡，所以拯救這個區域的細胞來預防更大的損傷，是很重要的。

有些ＴＩＡ是大腦痙攣嗎？

有些醫生認為，ＴＩＡ和缺血性中風是來自不同嚴重程度的血栓，還有醫生認為ＴＩＡ的血管痙攣特性，並有時發生在真正中風之前，它是血管牆壁肌肉層細胞的抽筋。這個肌肉層叫做血管平滑肌（vascular smooth muscle），它的收縮和舒張，使血液進入需要它的地方；而它在需要氧的地方收縮，在比較不需要氧的地方舒張。

我們在後面的章節中會看到，肌肉的舒張需要鎂，肌肉的收縮或抽筋，可能是那個地方細胞組織內的鎂不夠。小腿抽筋、背部抽筋、胃痙攣或食道痙攣，都跟細胞組織中的鎂不足有關，心律不整（cardiac arrhythmia）和高血壓也是鎂不足的症狀；其實，血管健康情況不良，也跟鎂不足有關。

大腦對鎂的需求量很高，鎂攝取量足夠的人，腦中鎂儲存的量，其實高於血液中。血管肌肉層鎂突然下降，會引起缺血性中風，這就是ＴＩＡ。這個理論有動物實驗的支持，如果事先餵食實驗動物鎂的話，可以減低實驗造成的中風損傷。

神經元的生死

在兩種情況下，神經元會死亡。第一種壞死（necrosis），受損的細胞裂開死亡，當它們爆開時，會釋放出酶和其他會導致發炎的分子，到它附近的細胞組織中。我們會知道細胞壞死，是因為它導致發炎，而發炎會痛，受傷處會變熱，並紅腫起來。

但還有另外一種細胞死亡法：凋亡（apoptosis）。凋亡是正常的、系統化的歷程，身體把不需要、不健康或老化的細胞除去。它又叫計畫性的細胞死亡或細胞自殺。在這種方式死亡之前，細胞會很仔細地把它的酶用膜包起來丟掉，所以沒有發炎，我們就不知道細胞死亡。但凋亡太多或太少都不好。那些該除去的細胞沒有除去，像是癌細胞，就會造成問題。相反地，沒有規律性的清除細胞，也會引起嚴重的細胞組織損傷，它會引起巴金森症、阿茲海默症和其他神經退化症。

在中風或其他形成腦傷之後，攝取鎂可預防不恰當的細胞凋亡。鈣會驅使凋亡，把它透過細胞膜的鈣離子通道（calcium channel）進入粒線體中。一旦進去，鈣就會觸發一連串的連鎖反應，釋放「死亡訊息」（death signals），導致細胞死亡。有一種藥叫做「鈣通道阻滯劑」（calcium channel blocker），最近用在急性腦傷的病人身上，就理論來說，這個藥應該有效，但臨床研究的報告並非如此。

鎂叫做「自然的鈣通道阻滯劑」，至少在實驗室中，鎂可以阻止細胞凋亡，把死亡訊息收回，有些臨床實驗顯示，中風後，若有效攝取鎂，即使延誤了六個小時才吃，也還有效。不過，最近大型臨床實驗的結果卻是令人失望。

恰當的平衡

許多人用鎂來預防中風或腦傷之後，不必要的細胞凋亡沒有發表出來，可能是因為每個病人的劑量很難拿捏，鎂透過食物攝取進入身體或吃補充品時，其實身體不能吸收太多，太多鎂會過度舒張直腸的平滑肌，引起腹瀉，就把任何多餘的瀉出去了。這是大自然用來保護我們不會攝取過多鎂的方法。

但在緊急狀況，像是腦傷或中風時，口服鎂並不實際，太慢了，所以醫院都是用靜脈注射。靜脈注射就避開了胃腸的保護系統，因此血液中的鎂可能太高，但是這也是危險，因為鎂會放鬆肌肉而心臟是個肌肉。假如血液中太多鎂心律會不整，甚至停止跳動，假如太多的鎂進入大腦，它甚至會引發它本來要保護的那個細胞的死亡。

跟打獵、採集的祖先比相較，我們是生活在一個鈣很豐富，但鎂很貧乏的環境中，我們飲食中的鎂和鈣極不均衡。這個改變會增加中風機率，證據來自那些土地中鈣很高、鎂很低的國家土地和水質調查，這些鈣/鎂比率最高的國家，心臟病和中風的機率也最高。我們在第六章中看到過，壓力會耗費鎂，但不影響鈣，所以高壓力的生活，會更放大現代飲食中鈣－鎂的不均衡。

有一個研究，綜合目前所有已知的鎂攝取，和中風危險機率的證據，發現從食物中攝取越多鎂的人，他們中風的機率越低。每增加一百毫克鎂的攝取，可以減少八%的中風機率，在所有的研究中，都發現了這個資料。鎂是對大腦健康重要的營養之一，而北美洲人民飲食方式，對鎂的攝取並不足。

鎂也可以保護動物因實驗而引起的腦傷，加速牠們復原；相反地，鎂的缺乏會使腦傷更嚴重。所以，對從腦傷或中風中復原的人們來說，口服的鎂補充品可能有幫助，它可以預防半影細胞的死亡。靜脈注射鎂也有幫助，但要小心劑量，因為劑量一定要考慮這個病人身上鈣的情形。

最好的結果，就是本來身體鎂的攝取就足夠，那麼鎂不但會減少中風機率，就算是腦傷後，復原的速度也比較快。

鈣出現在不對的地方

鈣可以是很毒的東西，尤其在大腦受傷時，但它同時，對身體的健康又很重要。它不但是我們牙齒和骨骼的主要成分，鈣離子（calcium ions）也對細胞功能的每一個層面都很重要，它跟細胞組織的修補、我們的學習和記憶，甚至是生育能力，都是有關係的。我們在前面有看到，假如鎂的攝取量很低，高的鈣攝取量就會造成傷害。假如身體缺乏維他命K，鈣就也會變成問題。

維他命K是脂溶性維他命，我們的肝在製造 Gla 蛋白質時需要它。因為正常的凝血需要這些蛋白質，維他命K不足時，就容易流血不止。這就是為什麼大多數國家給新生嬰兒的第一針是維他命K，萬一身體有缺乏時，才不會流血不止，初生嬰兒很容易得到一種流血的病症叫「新生兒出血症」（hemorrhagic disease of newborn），這個病會引發自動性出血，如果出血處在大腦，會造成大腦的損傷。

目前，已有十七種 Gla 蛋白質被發現了，其中，骨鈣素（osteocalcin）跟維他命K一起來調控鈣如何儲存到骨骼和牙齒中，這對預防骨質鬆症（osteoporosis）和蛀牙來說，是很重要的。另外一個 Gla 蛋白質叫鈣化抑制基質 Gla 蛋白質（Matrix Gla Protein），它可以預防不正常的鈣質沉澱，有時發生在軟組織，像是乳房、腎臟、心臟瓣膜和血管壁上。鈣的沉澱，會干擾細胞組織的正常運作。在血管中，它會使血管壁變硬變窄，影響血液中氧和營養素的運送。

動脈的鈣化，是心臟病和失智症的危險因子，現有研究在看維他命K是否能預防這個發生。每天，我們至少應該有九十毫克到一百二十毫克的維他命K。然而，要完全預防鈣化，可能需要高濃度的維他命K，雖然研究還在初步進行，但每天五百ug或更多維他命K2，可以增進維他命K的作用，減緩冠狀動脈（coronary artery）的鈣化。目前維他命K沒有上限，有骨質疏鬆症的人，每天要攝取四十五毫克（45,000ug）的維他命K，而沒有任何不好的副作用。

做好準備！

在中風、TIA或創傷性腦傷（TBI）之後，有充分的營養，大腦才會迅速復原。大腦需要的營養，會因為受傷帶來的新陳代謝壓力而變多。受傷會引發一連串的分子作用，產生對大腦有害的自由基，因此，受傷之後，大腦需要更多抗氧化劑。

植物性化學分子，像是植物的色素，就是很有效的抗氧化劑。它們在蔬菜、水果、藥草與香料等草本植物中有很多，可以抵抗神經發炎，保護神經元不受自由基的侵害。我們前面看到，一天吃十份蔬菜與水果，就可以提供你最佳的健康保護。假如成人一天能吃到十份，這就是對大腦受損復原最好的準備，越多維他命C攝取及血液中的維他命C濃度越高，越能降低中風的危險，所有的抗氧化劑都是加成的作用，所以，把維他命、礦物質和植物化學素等綜合起來一起吃，會有最高的效能。

所有大腦重要的營養素，都對大腦有保護作用，這個在臨床上已得到證實。補充維他命B，可以減低中風和腦溢血，在費城（Philadelphia）的研究者，檢視一群因腦傷而來門診的病患飲食。他們每天攝取十四種對大腦健康重要的營養素，研究者還檢視他們在腦傷以後，在身體、情緒和認知方面的情況。大部分病人並沒有吃到ROA推薦的每天最低額。結果這些營養分子越不足，他們在這些測驗上的成績越差。

腿抽筋和有毒的藥品

我剛認識瑪格莉（Margery）時，她的年紀約七十歲出頭一點。雖然已從教職退休，她每天還是很忙碌。每天早上，她都去做志工：有時在醫院，有時在博物館，有時為行動不便不能出門的人送飯菜。每天下午，她的孫輩們放學了會到她家來，她監督他們做功課，等他們的父母下班後來接。

她來找我看診，是因為她的醫生建議她來。她的能量不足且精神不好。她的血壓逐漸上升。她想知道改變飲食或吃些維他命，會不會降低她的血壓，使她恢復元氣。

當然，她的飲食需要改進。雖然她很少吃垃圾食物，但她煮了很多油炸的、澱粉類的和甜的食物，這是她家鄉烏克蘭人最喜歡的飲食。以她的年齡來說，她攝取的蛋白質，不足以維持肌肉的質量和力量（mass and strength），而她的蔬菜和水果並沒有吃到一天十份，不足以維持最佳的長期健康。

在談到她的健康史時，我發現她有嚴重的便祕，而且從她有記憶開始就有便祕。到中年時，她常常在晚上腳抽筋，醫生給她開奎寧（Quinine）。奎寧是早期治療瘧疾的藥，非常的苦。現在，奎寧已經不再用來治腿抽筋了，因為它對眼睛有毒。雖然劑量很少，只要治療瘧疾時的十分之一的藥量，但奎寧還是有毒，能不吃就不吃。

快樂的結局

我建議她，用奎寧來治療腿抽筋，只是完美的掩蓋她的症狀，而無法真正根治。因為鎂不足，會引起腿抽筋和便祕，我想她應該是缺乏鎂。瑪格麗的醫生建議她停止服用奎寧，她也同意逐漸增加對鎂的攝取，直到「腸道耐受性」的限制為止，本書的第十五章會針對這方面進行概述。

她很樂意聽從我的話，去改變她的飲食，同時也服用我推薦的多種維他命：高劑量的B和C及E，另外四千IU的維他命D和一天一茶匙的魚油。她不再便祕時，血壓也降下來了，身體活力改善了很多。雖然她偶爾還是會腿抽筋，但次數減少很多，也沒有發作得那麼厲害了。瑪格莉的身體似乎需要高量的鎂，我懷疑是基因上的關係，因為她晚上的鎂濃度，從早上四點到八點之間可以掉到最低。我建議她注意清晨時血液中鎂濃度太低的事，那可能會讓她頭昏、想吐或昏倒。

一天早上，她先生下樓吃早飯，發現她癱在椅子上，沒有反應。她馬上被送到醫院時，醫生懷疑她是中風。通常，在急診室對中風病人的處置，是馬上用藥稀釋血液，打散任何阻礙血流的血栓。那天晚上，我打電話去醫院問她的情況時，他們讓我直接和她說話。「我很好，」她告訴我，「顯然沒有身體上或神經上的傷害。」但她抱怨醫院的食物太難吃，說不健康，令人沒有食欲。

我答應明天去看她時，會帶一些我認為她會喜歡的食物去。然而，我還沒有機會去買，她就已經出院了。從那次以後，她沒有再次發作的經驗。現在她已經九十好幾，沒有任何身體或認知上的徵兆，顯示她曾經中風過。我想，她是因為吃了所有幫助大腦復原、預防漣漪變大的營養食物，使她在半影區域的神經元沒有死亡。

我也認為，假如她繼續用奎寧去治療腿抽筋，而不去處理鎂攝取不足的問題，她的復原不會這麼快、這麼徹底。

中風或腦傷復原的營養

當然，復原機率最高的，是那些平日規則運動，飲食正確、正常，有著高濃度維他命和礦物質的人，但任何人都能採取行動，使自己在營養上準備好，以備不時之需。

第五部列出的飲食和補充品，應該立即去執行，以確定身體中有高劑量的維他命B（每一種維他命B都要有二十五毫克到五十毫克）。以下是一些可幫助腦傷病人快速復原的方法。

晚上的睡眠品質要好。通常在中風或TBI之後睡不好，可能會比較久才入睡，晚上也會常常醒來。跟阿茲海默症有關的蛋白質塊，也在腦傷病人的腦中發現，這就是為什麼中風或腦傷後，病人得阿茲海默症的機率變高。我們在第五章中看到，睡眠很重要，它讓g淋巴系統有效清除這些蛋白質沉澱。

睡眠也跟褪黑激素（melatonin）的製造有關。中風和腦創傷的實驗模式，都顯示褪黑激素可以減低發炎，保護灰質和白質。如果睡眠有問題，請閱讀第十五章中失眠那一節描述的營養方式。

增加抗氧化補充品。我們前面看到，抗氧化劑可以減低發炎，阻止損傷繼續惡化。假如把維他命C的劑量加倍時，它對大腦有幫助。C反應蛋白質（CRP）是發炎的指標，而高CRP且在腦震盪後持續走高，表示情況惡化。維他命C的補充可以降低CRP。

硫辛酸（alpha lipoic acid）是強大的抗氧化劑，還可以幫助產生其他的抗氧化劑，像是維他命C和E。它也可以回收輔酶Q10和麩氨基硫（glutathion），這兩個是我們自己可以製造的最強大抗氧化劑。雖然我們身體可以製造少量的硫辛酸，但主要是靠飲食來提供。紅肉，尤其是器官的肉，像是腎臟、心臟和肝臟，以及蔬菜中的菠菜和花椰菜（broccoli），都有很多。

至少在動物的模式中，硫辛酸的補充品被證實可加速中風和腦傷後的復原。

在坊間可買到的硫辛酸有兩種形式：R形式和S形式。R形式是在肉類中可以找到的，是我們自己可以合成的形式，研究發現，這是比較有效的形式。大部分的補充品是R形式或S形式或五十比五十兩種混合的，我建議一天兩次三百毫克的R形式。在兩餐之間服用，因為食物會減低吸收。

確定每天攝取足夠的蛋白質。在所有的大分子營養素中，最重要的是蛋白質，尤其在中風或腦傷之後，更需要蛋白質。我們在第三章中看到，我們無法儲存蛋白質，所以假如一到三天沒有蛋白質進來，就會開始消耗肌肉的細胞組織，來提供足夠的胺基酸，以製造必要的荷爾蒙和神經傳導物質。

我們每天需要每公斤體重一．二克到一．五克的蛋白質，依腦傷和發炎的情況而定。我們常忽略這些需求，尤其中風的病人在復原期，吃東西有困難。腦傷的病人會嘔吐，他們更沒有食欲。我們在前面看到因為蛋白質不能儲存，所以病人不能一次把所有的需求量吃下去，必須少吃多餐，在一天中，分段把需求量補足。

乳清蛋白（whey protein）不但是大腦修補時所需的胺基酸原料，也是乳鐵蛋白

（lactoferrin）的原料，乳鐵蛋白是一個很有效的抗發炎、抗感染的蛋白質，只有在牛奶中才有。乳清蛋白是以粉狀在銷售，因此可以加入湯或冰沙之中。

不要吃糖，並減少澱粉類的碳水化合物。糖和快速被吸收的澱粉類碳水化合物，像是麵包、餅乾及其他精製過的穀類食品，會使血糖和胰島素升高。血糖嚴重影響心臟的健康，中風之後，如果血糖控制得好，可以延長壽命。維持血液中血糖的穩定，對腦傷病人也很重要，因為這對他們的復原有幫助。升糖指數（hemoglobin A1C, HbA1C）是估算三個月的血糖情形，是一個人如何控制他血糖和胰素的一個有用指標。理想的 HbA1C 應該要小於五．七。

增加蔬菜和水果的攝取（也不要忘記脂肪）。任何人在中風或腦傷之前，每天都吃十份蔬菜和水果的話，較有機會完全

每日蔬菜水果的建議量

2-3 歲	4-8 歲	9-13 歲	14-18 歲		19 歲以上
男孩和女孩	男孩和女孩	男孩和女孩	男孩	女孩	成人（兩性）
4	5	6	7	8	10

資料來源：加拿大衛生部，我需要吃多少的蔬菜和水果？ http://www.hc-sc.gc.ca/fn-an/food-guide-aliment/choose-choix/ fruit/need-besoin-eng.php.

復原。但在腦傷之後，蔬菜和水果中的植物性化學物質就更重要了。所有的成年人需要吃到每天十份。孩子則需要吃到他年齡所需要的量（見下面的圖表）。無脂沙拉醬就植物性化學物質營養來說，是個災難。因為沒有脂肪，就大大的降低了這些植物性化學物質物質的吸收，所以在吃每日十份時，不要忘記吃點油脂。

冰沙是中風後或腦傷之後，病人增加攝取植物性化學物質的好方法。冰沙可以用吸管飲用，所以，不方便咀嚼、沒有食欲也可以進食。可能的話，每一份冰沙可以包括三到四份蔬菜和（或）水果，還有一匙的乳清蛋白。但要小心：冰沙容易糖份太多。盡量選比較不甜的水果，像是蘋果、梨、藍莓等，當然應該盡量是蔬菜。脂肪可以從酪梨（avocado）、堅果醬或椰子油中攝取。

一份蔬果應包括一個中型水果、半杯切碎的新鮮或冰凍或罐頭的青菜，還是一杯綠葉子的蔬菜。加拿大衛生部的網站，提供一些不同蔬菜和水果的量（http://www.hc-sc.gc.ca/fn-an/food-guide-aliment/choose-choix/fruit/serving-portion-eng.php）。

第三部

回到一開始

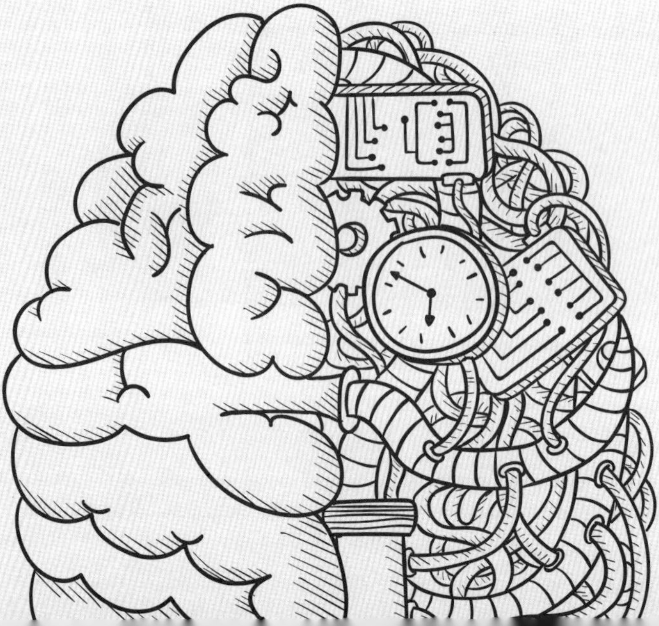

第八章

建構中的大腦：飲食和懷孕

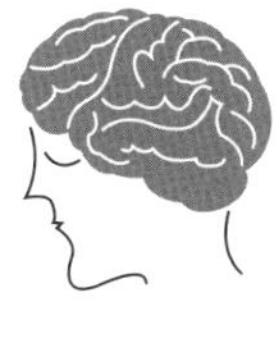

「這是大腦，」我說：「完完全全的大腦！你是做了什麼，大腦才會像這樣，吉夫斯！我相信你一定吃了很多魚，或是什麼東西。你吃了很多魚嗎？吉夫斯？」

「沒有，先生。」

「喔，好吧，那麼，我猜，那就是一種天賦；假如你不是生來如此，煩惱也沒有用。」

～伍德豪斯（P.G. Wodehouse），《我的僕人吉夫斯》（*My Man Jeeves*）

一天早上，我打開我的電子郵件，看到一封我在等待的郵件：有新生兒報到。隨信附上這個美麗女嬰的照片，她是這對三十出頭夫妻的第一個寶寶。這個健康寶寶重七磅八盎司，不大也不小。雖然生產過程漫長且辛苦，分娩時倒是平安無事。

這個女娃很能體貼父母的辛勞，才四週大，但能睡過夜。她似乎知道現在是晚上。她白天每三個小時醒來吃一次奶，晚上卻可以睡六個小時才醒來吃奶。雖然育兒書都告訴你，她還太小不會笑；如果你覺得寶寶在微笑，書上會說，那只是在噘嘴放屁，但她的父母、溺愛她的祖父母才不這麼想，「我們對她笑時，她也對我們笑。」他們堅稱一定是這樣。

我不懷疑。我知道這個寶寶從她母親懷孕的第一天起，就被餵養得很好，而且顯現出所有神經上的成熟，畢竟她在子宮中就已得到所有該得到的營養。現在，我已經跟她的父母共事好幾年了。他們雖然平日吃得很好，但在我的建議下，慢慢改進飲食，以符合健康飲食的最新研究報告。他們的生活形態也很健康。他們規律運動，不抽菸，只喝一點點酒。只要可能的話，他們就吃有機的菜，而且盡量少接觸有毒的環境。

他們小心規畫生育大計：兩個人都吃維他命和礦物質；市面上有專門賣給想生孩子的人吃的，那個份量支持受孕，而且假如有孕的話，還要幫助神經發展。我認為，每個嬰兒都該在這樣的環境下開始一生。

大腦健康從我們出生前就開始了

多少年來，我們都知道得很清楚，幼兒期的營養，是他一生的關鍵。母親的營養好，懷孕會順利，生產不會困難，嬰兒也比較健康、好帶。現在有研究顯示，我們成年之後，得到慢性的疾病，像是糖尿病、心臟病和失智症，是在我們還沒有出生時，這個因就已經種下了，而且，它不僅是未來的疾病機率，還包括智慧的發展。

我們一生需要的神經元，大約是八百億到一千億，在懷孕期大部分就有了，尤其在懷孕後期，會看到更多。農夫都知道在快速生長的期間，植物最需要的是營養，唯有如此才能長成健康的作物，才能豐收，當然，這一百億的神經元，也需要你這樣的注意，因為胚胎的腦在懷孕期長得最快，給胎兒最好的營養，就是支持他大腦的成長，食物和重要營養，就是建構發展中大腦最需要的基石。

巴克假設

一九九〇年，英國研究者大衛．巴克（David Barker，一九三八～二〇一三），首度提出懷孕期營養不足，會影響孩子一生健康的理論。他的研究顯示，足月但體重少於五磅的胎兒，長大後容易有健康上的問題。體重輕表示寶寶身體的成長受到限制，雖然這可能有很多解釋，但一個正常懷孕而體重不足的最顯著原因，就是營養不良。

這些足月但體重不足的孩子，長大後得心臟病和中風的機率比別人高，得第二型糖尿病及產生胰島素抗藥性的機率也高。他們得到好幾種癌症的機率也高。令人驚訝的是，這些出生時體重不足的嬰兒長大後，過胖的機率比正常體重的孩子來得高。巴克的理論一開始受到懷疑，但後來人們慢慢接受。從印度這個有著高度貧窮人口的國家，到芬蘭或英國這些相當富裕的國家進行研究，得出這樣的結論：如果嬰兒明明足月卻體型太小，反映母親懷孕時的飲食形態，而這對嬰兒健康也有長遠的影響。

營養不足時，大腦會受到保護嗎？

巴克認為，大腦是個有特權的器官：假如懷孕期營養不足，胎兒的大腦會把其他器官的資源先搶過來用；這句話在某個程度上來說，是對的，因為大腦的確比其他器官享受到較多資源，令人驚訝的是，假如懷孕時營養不良，並不會影響到大腦的發育。我們前面就講過，大腦比任何其他器官都有更高的營養需求。

當研究者用智力測驗（IQ Test）來衡量大腦發展，發現出生時足月但體型較小的孩子，在智力發展上不利。但這並非每一個研究都如此，其實，智力測驗是一個很不好的測驗，因為它會受到環境及文化的影響，在英國，研究者追蹤一九七〇年出生的一萬四千名嬰兒，發現他們到十六歲時，那些足月但較小的孩子，在學業上比較跟不上，要去資源班或接受特殊教育。到他們二十六歲時，不僅身高比較矮、收入比較低，跟出生時體重正常的孩子相比，他們較不會有專業或經理層級的工作。

設定好人生了嗎？

我們現在知道，懷孕時，重要的營養攝取不足，會改變胎兒在子宮中的發育。營養不足會限制細胞分裂，影響器官的正常發展。例如，懷孕後期，是器官快速發展的時期，長久性的營養不良，會減少腎臟細胞的數量。因為腎臟在調控血壓上，一直扮演重要的角色，那些足月但體重輕的寶寶，以後會有血壓問題，有時甚至在童年期就出現高血壓的現象。

在分子的層次上，體重過輕也會影響基因，改變它的功能。基因本身沒有改變，但會被貼上一個小小的化學「記號」，告訴這個基因什麼時候工作，什麼時候停止工作。這個給基因貼上標籤的動作，叫做表現遺傳學（epigenetics），epi來自希臘文，是「外面、在上面、在表層」的意思。雖然我們身體中每一個細胞都有相同的基因，但在不同的細胞中，基因的表現不一樣，有些開啟，有些關閉，表現遺傳學講的是，為什麼大腦細胞跟心臟細胞或皮膚細胞不同。

表現遺傳學控制著基因如何跟環境互動，外在的因素會使基因表現不同，像是暴露在毒物感染源中或是有壓力，這個改變甚至會傳到下一代。這個基因和環境的互動，解釋了為什麼這個人會很容易焦慮，而另一個人會很容易發胖。它也解釋了為什麼這個傾向會傳到下一代的身上。

母親在生產前和生產後的焦慮，對孩子的心智健康發展影響很大。假如母親在懷孕時心情不好，愁悶沮喪，會影響胎兒海馬迴的發育。海馬迴是我們掌管情緒邊緣系統中的一個重要部分，它調控我們的情緒，跟記憶有直接關係，尤其是長期記憶。假如這個焦慮在嬰兒出生後一直持續的話，對嬰兒未來心智健康的負面影響會更大。

最後，因為我們對人格特質的傳遞性，有了新的了解，現在可以回答一個長久以來一直困擾學者的問題，先天（基因）重要，還是後天（表現遺傳學）重要？答案是兩者一樣重要。

懷孕期的環境，會影響孩子的人格，而上癮行為，以及慢性疾病的發作時間、惡化速度與病情嚴重性，未來也會有風險。

你媽媽吃什麼，你就是什麼

然而，這不是說你就命中註定，沒有解救的方法了。我們可以干預環境對疾病風險的程度，至少在動物實驗上，懷孕前和懷孕時，健康飲食可以去除環境加諸基因的標籤，把基因擦乾淨。這就是計畫生育（pregnancy planning）會這麼重要的原因。我們的母親吃什麼，我們真的就是什麼。而且，因為我們是從卵子發展而來的，卵子又是我們母親在她母親肚子裡時形成的，也可以說我們是從外婆吃的東西變成的。

父親和祖父對下一代的健康也有一些責任。例如，假如父親或母親是胖子，孩子以後就很可能肥胖。父親有沒有抽菸、有沒有餓過肚子活過荒年、當過兵、打過仗，都會影響他的基因，而這個烙痕（imprinting）會傳到下一代。我們現在也知道，父母親在他們子宮中接觸到的東西，例如，抽菸、酗酒、壓力，以及毒物環境，像是水銀、殺蟲劑、除草劑，都會引起基因改變，傳給下一代。

寶寶的健康也會因母親避開了什麼而受到影響。例如，母親接觸到雙酚Ａ（bisphenol A, BPA），這是在塑膠中發現的化學物質，在子宮中或童年期接觸到ＢＰＡ，跟後來這個人發展出慢性焦慮症、憂鬱症和過動有關，尤其是男性，影響更大。ＢＰＡ在很多家庭用具中都有，甚至連食物和飲水的容器中也有，在許多國家禁止之前，許多嬰兒的奶瓶也有雙酚Ａ。

太少或太多？

在已開發國家中，我們看到攝取太多卡路里和不平衡、不健康的飲食形態，也會造成問題。在懷孕期過胖和高脂的飲食以及在餵奶時母親的進食，不但會影響寶寶未來的肥胖，也會影響他容易得到情緒障礙症。同時，我們在第二章中談到Omega 3和Omega 6這兩個重要的脂肪，通常在西方飲食中是不均衡的。攝取很多Omega 6，而Omega 3不足時，會影響大腦發育。

很多時候，懷孕的不順利，可以用小心的飲食方式來避免。例如，妊娠糖尿病（gestational diabetes）不但影響胎兒生長率，也影響他以後得糖尿病的風險，更影響母親的健康，使她以後會變成全面的糖尿病（full-blown diabetes）。我們知道，如果你不想變胖或得到糖尿病，吃什麼樣的碳水化合物、吃多少，就很重要。假如吃高升糖指數的食物，重複讓血糖上升，會使你體重增加，產生胰島素抗藥性及妊娠糖尿病。

懷孕的婦女要避免妊娠糖尿病，所以要盡量避免吃糖，吃的穀類也要盡量非精緻化處理過。我們前面看到穀類輾碎變成麵粉，可以像喝糖水一樣，快速提升你的血糖。一般來說，蔬菜和水果的升糖指數較低，是比較好的，而且穩定供應葡萄糖，是寶寶大腦發育需要的營養。它們也充滿了纖維和植物性化學物質。就像我們之前看到的，植物性化學物質是重要的抗氧化劑、抗菌劑（antimicrobial）和解毒劑（detoxifier）。它們是含有大量營養素的碳水化合物，但不會使血糖升高。懷孕婦女吃大量的蔬菜和水果，還可以預防寶寶以後的過敏。

為什麼蛋白質很重要

蛋白質在過去幾年來一直被打壓，現在又開始回到舞台中央了，而對想要健康懷孕來說，蛋白質現在的位置是對的。蛋白質造成胺基酸，而胺基酸是發育中寶寶細胞和組織的建構基礎。要維持懷孕健康，必須製造荷爾蒙和神經傳導物質，這也需要蛋白質。想要健康懷孕，蛋白質是不可缺的，蛋白質在懷孕後期尤其重要，不只是生長中的胎兒需要，母親也需要，因為母親的乳房、肚子及內臟都需要變大，以容納不停長大的胎兒。

因為我們不能儲存蛋白質，每天都需要持續、穩定地攝取。這對早晨孕吐的母親來說很重要，特別是那些嚴重害喜、稱為「妊娠劇吐」的母親。只要一到三天沒有達到蛋白質的最低需求，身體便會去分解肌肉，來提供飲食沒有提供的胺基酸。對一直想吐的母親，我要強調，一定要達到蛋白質的需求。我會建議一天喝幾杯奶昔（protein shake），母親可以用吸管慢慢吸，才不會反胃吐出來。

你會吃太多蛋白質嗎？

當懷孕婦女的肚子越來越大，對蛋白質的需求也越來越大。目前是建議每一公斤體重要攝取〇．八八克的蛋白質，也就是說，一個體重七十公斤（一百五十磅）的婦女，需要六十克的蛋白質。然而，這個數字根據的是過時的計算方法。新的方法認為，在懷孕的頭三十週，孕婦每一公斤的體重，需要一．二二克的蛋白質。孕期再往後時，每一公斤體重需要一．六六克的蛋白質。比現在建議的增加了五〇％左右。

雖然研究證據一再顯示，我們有太多人蛋白質攝取量不夠，尤其是孕婦和老人，很多大眾化雜誌和醫學期刊仍固執地堅持北美洲人吃太多蛋白質。真實的情況是，北美洲人在一餐中吃了太多的蛋白質，通常是晚上這一餐，而這很不好。研究顯示，我們一次大約只能處理三十克的蛋白質，因為多餘的蛋白質不能儲存，會轉化成糖，然後變成脂肪，這個歷程會耗費我們的微營養素。此外，更多氮廢物必須從血液中移除，這會增加腎臟負擔。

目前的研究認為，你應該把蛋白質的攝取平均分攤開來。我們會在第十四章討論如何在每一餐中得到足夠的蛋白質。夠，但不太多。

生命中的脂肪

由於生長在北都柏林（Dublin）一個風景如畫的漁港郝斯（Howth），我很幸運能有新鮮的各種魚類和海鮮可以吃。每個星期二和星期四，拖網漁船會進港來卸貨，我們就能從漁船上買到最新鮮的魚。我母親很會燒魚，不久，一頓海鮮大餐便上桌了。

在那個時候，每星期五吃魚是天主教家庭的規矩。但我有些朋友不愛吃魚，星期五晚餐是一週中最討厭的一餐，但他們無論如何都得吃。「那是補腦的食物。」他們的父母會堅持。你可以說這些父母是直覺的營養師，但他們是對的，雖然過了好幾十年，科學家才確定吃魚跟大腦健康有直接關係。

Omega 3 脂肪和大腦

我們在第三章內文中看到過，有兩種脂肪十分重要：Omega 3和Omega6。EPA（eicosapentaenoic acid）和DHA（docosahexaenoic acid）這兩個長鏈的Omega 3，只在魚類中發現，而它們對身體組織的正常運作，是很重要的。對大腦來說，Omega 3又特別重要。它們是構成多巴胺和血清胺受體的主要成份，所以假如大腦缺乏Omega 3，就沒辦法使用這些神經傳導物質。

研究顯示，透過母親懷孕時，吃魚油和補充品，因而獲得額外補充Omega 3的嬰兒，晚上睡得比較好，較早一覺到天亮，這幫了父母親很大的忙。Omega 3對眼睛的發展也很重要，因為視網膜發育時需要DHA。在動物實驗上，如果懷孕時缺乏Omega 3，胎兒會有視力問題，在小動物出生後，用飲食的方法去改變已經來不及了。在懷孕時，增加Omega 3的攝取，可以減少母親產後憂鬱症的風險。

我們的祖先靠著吃海邊的飲食，就是魚和其他海鮮類、鳥蛋、青蛙和海藻類，來獲得身體這些必要的脂肪。魚類身上的EPA和DHA來自海藻，這些脂肪因此集中在靠海藻為生的魚類。素食者可以從海藻油（algal oil）補充品中得到DHA和EPA，雖然它們價錢不菲。亞麻仁油、菜籽油（canola oil）和大豆油中也有Omega 3脂肪，但沒有長鏈的DHA和EPA，而這兩樣是大腦發育的必需品。

從魚類中獲取Omega 3最大的問題，是現在魚類被汙染，像是水銀和其他的汙染源，暴露在低度的水銀中會造成神經毒，懷孕時，暴露在水銀中更被證明跟注意力缺失的風險有直接關係。懷孕婦女一週吃魚不要超過三百四十克（兩個六盎司的魚）。這個數量就會提供每天兩百毫克的DHA。然而，越多當然越好。墨西哥的婦女如果吃到四百毫克的DHA，寶寶出生時，體重會比較重，頭圍會比較大；而這兩個因素都跟高智商有關（譯註：腦大不等於聰明，愛因斯坦的腦就比一般人小，它要看神經連結的密度和連結的方式，不是頭大就等於聰明，頭最大的是水腦症），大部分的Omega 3補充品，每份提供五百五十毫克的DHA和七百五十毫克的EPA。

對不喜歡吃魚的人來說，這個補充品最大的好處，是它沒有魚腥味。這些魚油已經蒸餾過了，把任何水銀或其他的汙染都去除了，過程中同時也去除了魚的腥味。大部分製造者會加天然的柑橘或草莓精。

膽鹼：被遺忘的脂肪

膽鹼（choline）是一個像維他命的重要營養脂肪，在我們的肝臟中少量製造。它通常包含在維他命B中，或是被稱為「像B的維他命」（a B-like vitamin），但它不像葉酸、B6或B12那麼有名，大部分人從來沒聽過膽鹼。膽鹼是建構乙醯膽鹼（acetylcholine）這個身體中最多神經傳導物質的基本材料，而乙醯膽鹼是化學的訊息傳導者，把訊息從大腦傳達到肌肉，叫它們工作。它是中樞及周邊神經系統最常見的神經傳導物質，跟我們的生存很有關係，平滑肌控制著我們的呼吸和消化，心臟肌肉控制著心臟的功能。

乙醯膽鹼也叫做大腦的「記憶經理」（memory manager）。它對形成記憶扮演關鍵性的角色，對語言和邏輯推理能力的發展也很重要。母親在懷孕時，若能多攝取乙醯膽鹼，會強化孩子的注意力廣度（attention span）和空間能力。空間能力使我們能以上下、左右、前後這三度空間的方式，了解我們生存的世界。空間能力不好使我們笨拙與反應遲鈍。空間能力不好的人，連聽從指令或停車都會有困難。他們不可能成為西洋棋大師，或是在數學上表現傑出。

膽鹼的重要性，一直到一九九八年才被人肯定，並呼籲人們要攝取足夠的膽鹼。所謂「足夠的攝取量」，是在尚未根據健康個人的平均消耗量評估、還沒有充分的科學證據，可用來設定每日推薦營養攝取量時使用的。婦女每天應攝取四百二十五毫克，男性五百五十毫克的膽鹼。但人們的平均攝取量遠低於這個程度。同時，基因不同，需求量也不同，所以這個估算的劑量可能不適用於每一個人。在懷孕和餵奶時期，母親的肝臟會增加製造膽鹼，即使如此，需求還是大於供給，身體儲存的還是會消耗光。尤其是哺乳期增加需求量，更會把細胞組織中的膽鹼都消耗光。

我們去哪裡拿膽鹼？

傳統上，肝臟和蛋黃是膽鹼最多的來源。牛奶和肉類有一些，蔬菜類的花生和花椰菜中也有一些。雖然肝臟中有很多，但懷孕婦女可能不要吃太多肝臟。肝是過濾藥物、荷爾蒙、環境毒物的地方，在現代農場飼養的動物中，肝臟都有很高的殘留毒物。假如你喜歡吃肝，又能拿到有機農場提供的肝對任何飲食方法來說，那都是最健康的，尤其對懷孕的婦女來說，更是如此。一般來說，三盎司的肝，就提供了三百五十毫克的膽鹼。

就人類歷史來看，雞蛋是最有價值的營養品。一個雞蛋只有七十五卡路里、六克的高品質蛋白質和很多膽鹼；一個蛋黃提供一百二十五毫克的膽鹼（蛋白中沒有任何膽鹼）。近年來，我們被告知不要吃雞蛋。那是因為蛋黃中有膽固醇，海鮮類也不要吃，因為它會增加血液中膽固醇的濃度，而膽固醇會增加心臟病的風險。但沒有證據指出醫生在我們血液中量到的膽固醇，是來自我們吃的食物，很多時候，膽固醇是我們身體自己製造的。不吃高膽固醇的食物，並沒有因此降低血液中膽固醇的濃度。

在懷孕時，可以關掉壓力基因嗎？

對大多數婦女來說，懷孕是一個充滿魔術的時期，每天的日子充滿興奮和快樂的期待。但可惜的是，壓力會讓懷孕蒙上陰影。它可能是無預警被解雇，或是親人突然死亡，還是每天家庭和事業雙重的壓力。在加拿大，有八％到一一％的婦女在懷孕時，有精神科醫生所謂的「類化焦慮症」（generalized anxiety disorder），對普通每一天的生活，產生不可控制的焦慮。問題是，當母親在焦慮，她的寶寶也在焦慮。我們在前面看到過，當胎兒暴露在高焦慮情況下，會產生高壓力反應，使他出生以後，容易受到憂鬱症和焦慮症的侵害。沒有任何一個母親希望她的孩子有焦慮症和憂鬱症，但大部分母親不肯服藥，怕會傷害到腹中的寶寶。

康乃爾大學（Cornell University）的研究者提供一個安全的營養素解決方案，可以保護胎兒不受母親壓力心情的影響，就是額外攝取膽鹼。他們研究二十六名在最後三個月懷孕期的健康孕婦。有半數孕婦在飲食中給予四百八十毫克的膽鹼，這比一般推薦的還要多一點，另一半的孕婦在飲食中給予九百三十毫克的膽鹼，比目前推薦的高了兩倍。然後，研究者測量這些孕婦分娩後血液中壓力荷爾蒙的濃度，也同時抽取這些剛出生嬰兒血液中壓力荷爾蒙的濃度。結果發現，攝取高劑量膽鹼的孕婦，血液中壓力荷爾蒙並沒有改變，但她們的嬰兒壓力荷爾蒙的濃度顯著降低。

這個高劑量的膽鹼，光靠飲食很難達標，要額外服用補充品。我鼓勵所有孕婦每天至少吃一個雞蛋，最好是兩個，而假如她們喜歡吃肝的話，一週吃一個有機的肝。此外，我建議她們吃第十章列出的額外膽鹼補充物。我每次看到懷孕婦女食譜中，建議孕婦用蛋白製作煎蛋捲（omelet）來做早餐，就覺得很難過。很多人喜歡低脂飲食，但太多時候，低脂變成無脂。不知不覺中，他們把好脂肪跟壞脂肪一起丟掉了，可以說，這像是在倒洗澡水時，把嬰兒也一起潑出去了。

「一人吃兩人補」真正意味著什麼

懷孕期間體重增加太少，固然很值得憂慮，會增加早產的危險及嬰兒體重過輕，但坊間傳言孕婦要多吃，因為她是「一人吃兩人補」（eating for two），這其實是個迷思。

孕婦體重增加太多，會增加分娩的危險，也會使寶寶成年後過胖。對母親來說，這也有很大的影響，會使她在產後不容易回復原有的身材。專家對孕婦每天需要多少額外卡路里的意見並不一致。根據美國醫學院（Institute of Medicine）的研究，胎兒在頭三個月非常小，不需要額外的卡路里，在後面第二和第三個懷孕期（每三個月為一期），額外提供二百到三百卡路里就足夠了。

然而，也有些醫生認為，根本不需要任何額外的卡路里。倫敦皇家學院（Imperial College London）的研究者最近發現，受孕會使身體釋放出特別的、像甲狀腺的荷爾蒙，刺激母親小腸的急劇生長。這麼一來，母親能從食物中得到更多能量，而我們都知道，母體需要能量讓胎兒成長。這個研究現在還在動物實驗的階段，研究者相信，人類懷孕也會有同樣的歷程。

雖然過多卡路里可能不需要，但維他命和礦物質的攝取，可能就必須一人吃兩人補，攝取量要增多了。下一章我們要來看看對懷孕有益的補充品。

第九章

補充品和懷孕

生命是火焰，把自己燃燒殆盡，每一次嬰兒出生，生命就再次燃燒它的火。

～蕭伯納（George Bernard Shaw）

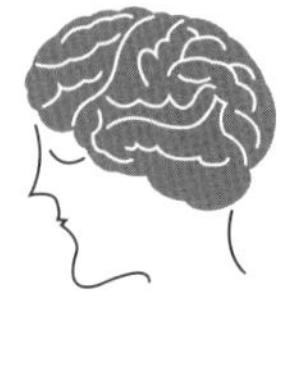

多年來，胎兒都被認為是個「完美的寄生蟲」（perfect parasite），吸取母體的營養，來使自己長大。然而，到了一九八〇年代時，這個觀念已經有點過時了。有一篇審查的論文指出「胎兒不是完全的寄生蟲」；雖然胎兒可以從母體中吸取營養，但那是有上限的。

其實，母親攝取必要的營養素不夠時，母親和胎兒都會受害。雖然所有的營養素對大腦發育都很重要，但有些營養素在懷孕後期和嬰幼兒期更重要。這些營養素是蛋白質、膽鹼，以及我們在前面第八章中討論過的長鏈多不飽和脂肪酸，像是鋅、鐵、碘和葉酸。對母親來說，這些必要營養素不足，會增加以下的風險：延長生產時間（譯註：分娩時陣痛，但嬰兒遲遲不出來）、高血壓、腸胃型糖尿病、產前和產後大量出血。對嬰兒來說，缺乏重要的營養素，會增加以下的風險：天生缺陷（birth defects）、第一型糖尿病和白血球過多的童年期血癌，以及一堆精神上的疾病，從像是注意力缺失和過動症等學習障礙，到自閉症和思覺失調症，都包括在內。

反過來說，在懷孕時，提供額外的營養，對母親和寶寶都有幫助。我們在前面的章節中提到，服用魚油的孕婦，她們的寶寶晚上睡覺睡得比較好，而吃含高膽鹼的雞蛋或膽鹼補充品的孕婦，會替寶寶打下終身記憶和學習能力的基礎。

健康懷孕需要的補充品

現在，我們知道全世界的孕婦，在維他命和礦物質的攝取上都不足。在低度和中度收入的國家，已推薦他們的孕婦要去吃營養補充品，尤其是葉酸、鐵、銅、鋅和碘，因為每一種營養素，對神經和智慧的發展都很重要，而她們的攝取量，一般來說，都低於每天建議的攝取量（recommended daily intake, RDI）。然而，即使在高收入國家，很多重要營養素的攝取也是沒有達到RDI。即使達到RDI，有些醫生認為，就最佳胎兒發展來說，RDI本身還是太低，而且，RDI並未把個人需求列入考量。例如，以鐵來說，鐵是大腦發展和製造紅血球必要的營養素。鐵不足，粒線體的功能會被減弱，神經元的軸突沒辦法完善地包上髓鞘。鐵是製造血清張素和多巴胺的必要條件。在動物和人的實驗上都看到，缺乏鐵的孕婦，他們的下一代，在認知和行為上的測驗表現不良。

每個人對鐵的需求量，有很大的不同：最近的研究發現，對鐵需求量高的人，與對鐵需求量低的人，兩者的差距可能高達四十倍。需求的差異這麼大，RDI的單一標準，不可能照顧到所有人。幸好，透過幾十年來監控孕婦對鐵的需求量，醫生現在會定期檢查孕婦的血紅素和鐵蛋白（ferritin），這會顯示身體對鐵的儲存量。即使測驗結果完美、完全正常的孕婦，多攝取一些鐵，對懷孕還是有利的，而這些可以從孕婦必須吃的胎兒多種維他命（prenatal multivitamin）中得到。

葉酸的故事

懷孕期補充品的故事，可以說是葉酸的故事。它開始於一九二〇年代。露西・威爾斯（Lucy Wills）這個年輕的醫生，正在研究大紅細胞性貧血（macrocytic anemia）這種血液症。為了這個研究，她去了印度，因為印度在紡織工廠做女工的婦女，得到這個病的比率很高，尤其是孕婦。

這個病在飲食是低蛋白質、低水果和蔬菜攝取的人口中最為普遍，這使得威爾斯醫生懷疑，飲食的缺乏可能是這個疾病的原因之一。她在動物實驗上，可以用操控老鼠飲食的方式，製造出大紅細胞性貧血症。而且，她也可以治癒這個疾病，只要給老鼠吃從酵母中萃取出來的酵母醬（Marmite）就好了，她發現，給印度懷孕的紡織廠女工吃酵母醬，效果跟老鼠一樣好。接下來的研究顯示，他們缺乏的都是葉酸這種維他命B。

到了一九六〇年代，兩個英國研究者理查・史密瑟爾（Richard Smithells）和伊莉莎白・

希巴（Elizabeth Hibbard），用尿液來檢驗葉酸的缺乏。他們注意到脊柱裂（spina bifida）嬰兒的母親，都有葉酸不足的情形。因為知道葉酸在細胞分裂上扮演重要的角色，這讓他們有點擔憂。葉酸的不足，有沒有可能是造成這種悲慘嬰兒的原因？

葉酸（folate）來自拉丁文folium，是葉子（leaf）的意思，因為除了從酵母菌中提取的酵母醬（Marmite）之外，綠色葉子的蔬菜是最佳來源。一旦從食物中萃取出來後，葉酸很不穩定，很難操作。但在一九四一年，科學家人工合成了葉酸，在臨床上就方便了許多。從一九六〇年以來，有很多實驗都證明史密瑟爾和希巴是對的。在受孕前給婦女葉酸，可以戲劇化地減少脊柱裂的病例。

為什麼在懷孕期缺乏葉酸，會有這麼毀滅性的後果？

正常來說，大腦通往身體的神經細胞和纖維，是受到脊椎的保護。但假如在懷孕時葉酸不足，脊椎就沒有辦法正常形成，使一部分脊髓未受到保護，這些神經元和神經纖維便容易受到傷害。嬰兒脊柱裂，詞義上是「背骨裂開」（split backbone），會因神經受傷而導致下肢部分或全身癱瘓。酸葉的不足，也會造成唇顎裂（cleft lip and palate）及先天性心臟病等先天性疾病。

今天，所有在生育期的婦女，都鼓勵她們去服用葉酸補充品。全球至少有六十個國家，包括加拿大和美國，都在食物中加入葉酸。

但在食物中加葉酸，並不是一個完全解決方案。把葉酸放在多種維他命中一起吃，勝過單獨服用葉酸，這樣已經可以預防九二%的先天性缺陷症。最近的研究發現，如果母親在懷孕時的膽鹼攝取量很高，也較不會有脊柱裂的嬰兒。

動態搭檔：葉酸和維他命B12

在所有一起工作的維他命和礦物質中，沒有一個像維他命B那樣緊密合作的了，尤其是葉酸和維他命B12。葉酸要能新陳代謝進入活性化的階段，成為甲基四氫葉酸（methyltetrahydrofolate），需要B12的幫助。在懷孕期間，這兩種維他命的不平衡，也就是說，葉酸需要的B12不足，現在知道，對懷孕結果會有不好的效應。這種寶寶出生時比較矮、體重輕、頭圍小。

現在知道孕婦要吃葉酸這種補充品，但跟它息息相關的B12，並沒有得到相同的重視。大部分給孕婦吃的多種維他命中，會有一毫克（一千ug）的葉酸，但只有五十ug的B12。因為這兩者的平衡很重要，我建議孕婦要額外補充B12。

大部分的人都有B12不足嗎？

新生嬰兒肚子餓、尿布濕，或只是要人抱抱，他們會哭是完全正常的，但一直哭個不停，就會給新手父母帶來很大的焦慮和挫折。荷蘭的研究者，檢視孕婦血液中的B12濃度，和嬰兒的哭之間，有很多關係。他們所謂的「哭個不停」，很多是指一天哭三小時以上。雖然母親血液中葉酸的濃度，跟嬰兒哭個不停沒關係，低的B12卻有。

B12只有在動物食物中才有。乳類食品、蛋、肉、魚和雞，以及有殼類海鮮，是最好的來源。素食者需要補充B12的不足。要能從食物中被吸收，B12要先連到一種蛋白質叫內在因素（intrinsic factor）上，才能被胃吸收，這個內在因素是胃壁分泌的。不知道為什麼，有些人的胃壁就是不能分泌足夠的內在因素蛋白質。克隆氏症（Crohn's disease，一種發炎性腸道疾病）、乳糜瀉（celiac disease）或手術方式減肥，都會引發胃對B12的吸收困難。

身體需要胃酸來製造內在因素，所以像是懷孕末期有食物逆流及消化問題（reflux）而吃抗胃酸的藥片，就會阻止B12吸收。食道逆流在懷孕末期是很平常的，醫生多半會開抗胃酸（antacid）的胃藥給孕婦。例如，一般醫生會開「氫離子幫浦抑制劑」（proton pump inhibitors, PPI），像是耐適恩（Nexium），以及「氫受體阻斷劑」（H2-receptor antagonists），像是泰胃美（Tagamet）和善胃得（Zantac）。每福敏（Metformin）是一種治療第二型糖尿病的藥，它也會干擾B12吸收。所以，即使飲食中有充足的B12，有時還是無法達到和葉酸平衡的量。

有一種方法可以避開這個阻礙，就是用注射B12的方式，但含有B12的潤喉片（lozenges）也一樣有效。潤喉片中的B12，可以透過口水直接進入血液中。北美洲和歐洲對B12的攝取量並沒有訂上限，因為攝取高劑量的B12補充品，或是血液中有高濃度的B12，並沒有任何已知的毒性。我通常建議每天至少一毫克（一千ug）的B12喉片。

鋅和銅

在懷孕的最後三個月，如果缺鋅，會妨礙胎兒的大腦發育。它也會干擾分娩開始的荷爾蒙，鋅的缺乏和早產有關係。人體正常的免疫功能，需要恰當的鋅濃度，鋅的不足，會增加母體和胎兒感染的機率，另一個危險就是早產。但要小心！太多鋅會壓抑免疫系統，而太多和太少的界線很窄，在給藥上要很小心。

人體血管的形成和心臟健康都需要銅。它使我們的膠原穩定，這個膠原就像個膠一樣，把我們的細胞組織綁在一起。大腦的發育需要它，粒線體製造能量也需要它。鋅和銅在吸收上相互競爭，所以它的攝取要平衡，一個良好處方的懷孕婦女，維他命中會包含十五毫克的鋅和兩毫克的銅。

碘、甲狀腺功能和懷孕

碘主要的功能，在於製造甲狀腺荷爾蒙（thyroxine）。碘不足，會使甲狀腺功能不彰，這個會影響生殖力，因為甲狀腺的功能低下，會壓抑卵釋放卵子，而碘的缺乏，是心智障礙（mental retardation）的主要原因，而這很容易預防。有一個研究發現，如果母親的碘不足，她們的孩子在智商上，比碘足婦女的孩子少了六．九到十．二分。

碘不足最顯著的症狀是癭（goitre）：頸部因甲狀腺腫大，而形成腫瘤。碘不足在早期的北美洲很普遍，尤其在阿帕拉契山脈（Appalachians）、五大湖和西北地區的人，那些區域被稱為「甲狀腺腫瘤帶」（goitre belt）。從一九二〇年代開始，把碘加入食鹽中後，這個現象就從三〇%的人口降到二%了。然而，今天有很多人不敢買加了碘的鹽，因為怕它會增高血壓。

懷孕婦女每天碘的需求量，要比平常多五〇%，但不要從鹽中去取得碘，因為鹽多吃不好，懷孕婦女每日應該吃的維他命，通常有一百五十ug的碘，那就夠了。

骨骼發展和維他命D

我辦公室牆上掛了一張一九二八年的廣告，鼓勵母親給她的寶寶和孩子吃魚肝油（cod liver oil），以防他們沒有曬到足夠的陽光。他會幫助小寶寶骨骼和牙齒的正常生長，並預防發炎，廣告是這麼說的。魚肝油也對孕婦及哺乳的媽媽很好，保護母體的牙齒和骨骼。

不知道為什麼，可能是聞起來有魚腥味，我們後來就不再用魚肝油了，都假設我們能從食物中得到足夠的維他命D，並曬到足夠的陽光。從前面文看來，其實我們沒有從食物中得到足夠的維他命D，即使食物中加強了維他命D，也還是不夠。最近，醫生又警告我們不要曬太多太陽，以免得到皮膚癌。而這個結果，就是我們現在嚴重缺乏維他命D。

軟骨症重新出現

軟骨症（rickets）是維他命D缺乏最嚴重的症狀。建構強壯的骨骼，需要鈣和磷，但要吸收這兩種礦物質，需要維他命D。軟骨症患者的骨骼是軟的、易碎的，而且很容易骨折。彎曲的腿、頭骨形狀不正常、脊椎彎曲、胸骨鼓出或「鳥胸」（pigeon chests），以及骨盆形狀不正常，都是軟骨症的指標症狀（hallmarks）。假如沒有治療，軟骨症會致命。那是因為鈣在人體的很多地方都有需要，不是只有骨骼而已，心臟的跳動也需要它。

今天，我們看到軟骨症重新出現，從北美到澳洲，甚至是陽光充沛的中東，這個曾銷聲匿跡的軟骨症又出來了。加拿大渥太華（Ottawa）東安太略（Eastern Ontario）兒童醫院的小兒內分泌科（pediatric endocrinologist）醫生李恩・華德（Leanne Ward）說：「這些孩子很容易生氣，看起來不健康，體重沒有增加，沒有長高，腿不直。」華德醫生是加拿大一個兩年計畫的主持人，他要調查軟骨症在加拿大有多普遍。

英國研究者在胎兒出生前，就能知道他們有沒有軟骨症。一種最新的3D超音波，能在胎兒十九週大時，發現他的骨骼發展正不正常，甚至在維他命D缺乏邊緣的婦女子宮中，都可以掃描到。假如這些胎兒在出生時碰到難產，他們脆弱的骨頭會折斷。假如這個骨折是嬰兒還在醫院時發現的，這個情況叫做短暫特發性軟骨症（transient idiopathic rickets）。如果給嬰兒大量的維他命D，就可以復原。

司法誤審？

但一個患有軟骨症的寶寶，即使是普通的日常動作，像是穿衣，都會引起骨折。缺乏維他命D也會引起瘀青，以及腦和眼睛的流血。這個症狀引發的悲劇，尤其和骨折一起發生時，常會被認為是虐童事件。

二〇一二年，兩個年輕的父母卡莉莎．考克斯（Karrissa Cox）和理察．卡特（Richard Carter），在餵他們六週大的兒子吃奶時，注意到他口腔出血。因為擔心，他們急忙送嬰兒到醫院，結果X光發現，嬰兒有骨折也有瘀青。這對新手父母就被指控虐童，社工人員把嬰兒送到寄養家庭。考克斯和卡特心力交瘁。他們知道自己並沒有虐待寶寶。幸好，英國的寶寶在出生後五天之內，會抽血看看有沒有基因上的毛病，這滴血會記錄在病歷上，叫做嘉瑟瑞卡（Guthrie card）。當警察檢查這個寶寶的嘉瑟瑞卡時，發現這個寶寶有嚴重的維他命缺乏，骨折和瘀青是維他命D缺乏的結果。

然而，與此同時，當地政府已經讓這個寶寶被人收養了。「我們帶寶寶到醫院去尋求幫助，他們卻把我們的寶寶偷走了，」這是這對心碎的父母，在法庭聽到判決時說的話。現在他們正在想辦法爭回寶寶，但因為那是公家合法出養的，官司還有一段辛苦的路要走。他們的律師說：「這對無辜的父母根本沒有犯罪，卻被判了無期徒刑。他們永遠沒辦法再看到他們的寶寶了。」這個案子只是浮出水面的冰山一角，不知道還有多少未見天日的案子。

誰應該負起責任，避免這種人間慘劇未來再度發生？這是父母的責任嗎？或者，是各個醫療從業人員和公共衛生機構，應該要告知懷孕婦女去補充維他命D？有一篇科學論文認為，宣導在懷孕期間服用維他命D的補充品，應該列入所有公共衛生機構的優先事項，因為它們的責任，本來就是為了保護未出生孩子的權益。簡單來說，那是基本人權。

大腦發育和維他命D

母鼠若是缺乏維他命D，牠們生出來的小鼠，大腦會跟別的小鼠不一樣。牠們會有注意力缺失，而出現精神疾病和思覺失調症行為的機率增加。西班牙的研究者曾測量兩千名懷孕婦女，在她們懷孕頭三個月和次三個月的血液中維他命D濃度，發現如果母親血液中維他命D濃度低於五十 nmol/L（二十 ng/mL），她們的孩子在十四個月大時，心智和身體技能的分數比較低。加州大學洛杉磯校區（UCLA）美泰兒兒童醫院（Mattel）新生兒科（neonatology）醫師瓦倫西亞・華克（Valencia Walker）評論西班牙這篇論文說：「這個研究證明維他命D是很重要的，懷孕婦女不可以缺乏維他命D。」

在已開發國家中，自閉症的病例越來越多。在美國，每六十八名兒童中，就有一個孩子被診斷為自閉症，比二〇〇二年幾乎多了一倍。這個數字的上升，是因為真的有這麼多自閉症孩子，還是因為診斷標準的關係，現在仍有爭議。但不論如何，這個數字是令人擔憂的，因為過去的自閉症案例非常稀少。我們應該正視這個問題：為什麼會有這麼多自閉症孩童？

有一些科學家認為，維他命D缺乏是其中一個原因。最近有一個評論十一篇論文的回顧（review）文章，發現母親在懷孕時，維他命D濃度的減低，跟她們孩子自閉症機率的升高有關。因此，研究者想畫出這樣一條平行線，說明自閉症升高，跟全球性母親血液中維他命D減低，是齊頭並進的。

莎曼珊的故事

金伯莉（Kimberly）是我以前的同事，那時她還沒有成家。因為她很喜歡冰上曲棍球，我擔心她身體有些營養素可能過低。她在打球時，汗流得很厲害，而流汗和大量使用體力，都會消耗身體的營養。所以當她想要懷孕時，我推薦她服用一些我開給孕婦的營養補充品。

過了一陣子，金伯莉懷孕了，九個月以後，塔拉（Tara）出生。塔拉是個很可愛的寶寶，但她長到二、三歲時，一些ＡＤＨＤ的症狀開始出現。她在聽故事或玩遊戲時都無法安靜坐著。她無法遵循托兒所的規矩，或是每天固定的行程。她不停地在爬家具或鑽到東西下面。雖然沒有帶去給醫生診斷，但她的父母懷疑她有ＡＤＨＤ。

幾年以後，她的弟弟麥可（Michael）出生了，再過幾年，莎曼珊（Samantha）出生了。這兩個比較小的孩子，脾氣和塔拉完全不同。這兩個都很容易帶，在很小的時候，晚上就能一覺到天亮，一點都沒有ＡＤＨＤ的徵兆。有一天，金伯莉和她的先生到我辦公室看診，帶了十四個月大的莎曼珊同行。

因為夫妻兩人都一起來看診，而他們在我的辦公室共待上兩個小時，我有點擔心這麼小的寶寶能不能在辦公室中待這麼久。結果，我完全不必擔心。她只吵了一下子。然後，就從她母親的膝上下來，繞到我這邊的桌子，舉起雙手說：「抬高高。」我把她抱到我的腿上，她在我膝上乖乖坐著，直到看診完。她偶爾會把玩我辦公室抽屜的鑰匙，但大多數的時間，她就是坐在那兒，安靜地聽我說話，眼睛輪流看著我和她的父母。那個模樣，就好像完全聽得懂我們在討論什麼似地。她母親拿出手機來，幫我們照了一張相。

這張照片在我辦公桌上好幾個月。它提醒我小孩子也可以安靜和耐心，在陌生或約束的環境中，不一定就會生氣。她姊姊塔拉就沒辦法。她會坐立難安，在辦公室跑來跑去，打斷我們的說話。我們不可能進行任何診斷。

但願我們早些知道

這三個寶寶在子宮中都得到同樣的營養，而金伯莉在懷孕時，吃的幾乎是同樣的飲食和補充品。但在塔拉出生不久，我注意到標準建議的維他命D攝取量，並沒有考慮到每個人基因上的不同，或是母親維他命D的基準線，因此，只吃衛生機關推薦的量有可能不足。所以，我開始測試維他命D。

我很驚訝地發現，金伯莉的驗血報告顯示維他命D很低，儘管她已經服用兩千IU（五十

ug）維他命D好幾年了。我增加她的維他命D，所以她在懷麥克和莎曼珊時，已服用四千IU（一百ug）的維他命D一陣子了。麥克和莎曼珊的個性和塔拉這麼不同，有可能是因為維他命D的關係嗎？自從那時候起，研究證實，懷孕時的維他命D攝取不足，會影響寶寶ADHD的發展。

塔拉十歲的時候，她的診斷變成自閉症。目前的研究顯示，自閉症的確和維他命D不足有關係。如果母親的膚色比較黑，而且住在瑞典或加拿大這些北方國家，她們有自閉症孩子的機率會上升。黑色皮膚和住在高緯度地區，是維他命D不足的危險因子。

當然，維他命D不足並不是自閉症發生的唯一原因。其他因素，包括基因或暴露在汙染的環境中，這些都是有關係的。然而，動物實驗顯示，在懷孕期和幼年期，大腦的正常發展需要足夠的維他命D。因為測試維他命D是否不足很容易，我建議所有想懷孕的婦女，要先檢查一下她們身體中維他命D的情況，若是確定不足，就馬上吃維他命D補充品。

塔拉像她的弟妹一樣，非常聰明，但她的行為使她的老師和父母精疲力竭。假如她要把能力完全發展出來，需要很多特別的支持。

維他命D補充品有哪些？

維他命D很便宜，到處都買的到。但我們怎麼知道該吃多少？因為基因的變異性很大，同樣數量的維他命D，在不同的人身上，會有很大的血液濃度差異。就像某一醫學期刊編輯說的，「維他命D攝取和血液濃度之間不可預測的關係，使醫生很難推薦一個標準劑量。」

調查發現，至少有二五%的白皮膚加拿大人，血液中維他命D的濃度，低於骨骼健康所需的最低標準（五十 nmol/L 或二十 ng/mL），假如不是白人的話，這個數字增加到六〇%。記住，你的皮膚越黑，越不容易從陽光中製造維他命D。研究發現，如果在整個懷孕期都服用維他命D，四千IU是安全的最高上限，它可以減少分娩時的意外。理想的抽血檢驗，應該是三個月之後，以確定這個劑量足以提升血液中的濃度，到七十五到二百五十 nmol/L 的加拿大標準，或是三十到一百 ng/mL 的美國標準。除了嬰兒的健康之外，母親在懷孕時，如果能維持好的血液維他命D濃度，可以避免產後憂鬱症。

其他在懷孕時需要的營養素

寶寶的發育和成長，需要所有的營養素。即使缺乏任何一種，都可能會對懷孕的結果產生不良影響。

現在很多年輕人為了忙事業，把生兒育女的時間延到三十歲或四十歲，結果變得難以受孕。研究者相信，維他命E的缺乏，可能跟不易受孕有關。維他命E最早稱為「受孕維他命」（fertility vitamin），因為它在正常的生殖中，扮演了重要的角色。在早期的維他命研究中，發現如果剝奪老鼠的維他命E，牠是不能生殖的。一個美國的研究發現，在二十到三十歲的人中，有九三%，以及在三十歲以上的人，有八一%的維他命E濃度，都在最佳標準之下。

攝取適度的鈣，可以減少早產的危險，每天攝取一千毫克，是懷孕前、懷孕時，以及哺乳時推薦的劑量。這個劑量不難從飲食中得到，所以可能不需要去吃補充品。

我們在前面看到，鎂的一個作用，是和鈣共同合作，使肌肉得以緊縮和放鬆。心臟的肌肉、骨骼上的肌肉，以及控制肺、膀胱和胃腸的平滑細胞，都需要鎂和鈣的平衡。你的鈣不論是從飲食中取得，還是從補充品中取得，都需要和鎂保持平衡。下一章，你會看到如何計算你的鈣攝取量，確保你的攝取量足夠但沒有過多，以及如何跟你攝取的鎂平衡。

鎂和鈣的不平衡很容易發現，因為鎂量不足時，會有顯著的症狀出來，包括腿抽筋、疲倦、睡不好。有時呼吸不過來，常半夜起來上廁所，也是鈣鎂不平衡的徵兆。消化不良（dyspepsia）、腹脹氣（bloating）或沒有食欲，以及胃灼熱（heartburn）或反芻食物，可能也都是鎂不足的症狀。懷孕時發生便祕這個不舒服的狀況，也是鎂不足的一個症狀。如果劑量正確，鎂對食道逆流及便祕非常有效。現在的主流醫學，已經用鎂來治療這兩種非常令人不舒服的情況了，雖然到目前為止，還沒有設計完美的實驗證據，來支持這個療法。

維他命C和懷孕

我們製造膠原時需要維他命C，它是我們身體中除了水以外最多的分子。膠原占我們身體蛋白質的四分之一，帶給皮膚、肌肉、韌帶（ligaments）和肌腱（tendons）應有的彈性和強度。大約有八〇%的孕婦，在生產完後有妊娠紋（striae），這表示膠原的生產，不足以應付膠原的需求。

雖然妊娠紋沒有什麼健康上的重要性，主要是美容上的關係，但膠原不足有嚴重的後果，環繞在子宮裡，並保護胎兒的羊水容易早破，導致早產。提早破水是造成早產的主因。研究發現，血液中維他命C濃度在懷孕期遞減，跟羊水提早破有顯著的關係。它跟維他命D一樣，從食物和補充品中的攝取量，並無法預測到血液中維他命C的量。

我們這個時代的孩子？

研究顯示，全球的懷孕婦女都沒有攝取足夠的脂肪，以提供大腦的健康發育，omega 3 DHA的缺乏也跟早產有關。在美國，有人呼籲孕婦每天要有六百毫克的DHA來避免早產，這個預防可節省六十億美元的健保支出，更不要說早產會帶給父母多少焦慮與憂傷了。

《我們這個時代的孩子》（*A Child of Our Time*）是英國廣播公司（BBC）的紀錄片，它追蹤二十五個孩子，從他們出生的二〇〇〇年到二〇一三年。有一集顯示，兩個男孩有非常顯著的情緒差異。詹姆斯是失控的孩子。他的父母每天都在面對他的大發脾氣跟攻擊性。他在學校總是與人打架，拳打腳踢別的小孩，而且把任何看不順服的東西都打爛。魯賓（Ruben）的問題就不一樣。他不快樂。他不跟父母和老師溝通，他幾乎沒有朋友。這兩個孩子在學校的成績都不好。

《我們這個時代的孩子》記錄了給這兩個孩子吃魚油之後的改變。我們看到他們行為產生劇烈的改變。在吃魚油後的三個月，詹姆斯可以快樂地跟其他小朋友一起玩。他不再打人，也不再搶其他小朋友的玩具。他變得冷靜而友善。魯賓則像花朵盛開一般，我們看見他愉快地跟新朋友說話，也開始跟老師互動。他不再哀傷而孤立了。

雖然我們沒有絕對的證據，說魚油是造成這個改變的原因，這部紀錄片似乎是給家長一些希望，補充你懷孕時飲食的不足，永遠不會太晚。這部紀錄片只是確認了其他研究的發現：假如孩子在出生前沒有得到足夠的營養，就讓我們在他們出生後幫他們補足。

但假如這些重要營養素的需求，能在他們受精時就完全滿足，該有多好。

第十章

懷孕計畫：一份清單

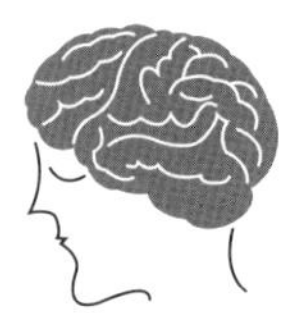

凱文：爸，人們怎麼製造嬰兒的？

爸：大部分人是去西爾斯百貨公司（Sears）買材料，然後按照說明書，把它組裝起來的。

凱文：我是從西爾斯來的嗎？

爸：不是，你是凱瑪超市（K-Mart）藍燈特價時買的。你幾乎跟西爾斯出產的一樣好，而且便宜很多（譯註：K-Mart是美國便宜的連鎖商店，常在某一區會有藍燈閃動，那時，那一區閃藍燈的貨品就會打折出售）。。

~比爾．瓦特森（Bill Watterson），《凱文和跳跳虎》（*Calvin and Hobbes*）

我們在前面看到，懷孕時的營養，會改變基因的展現，而這個改變，又會影響寶寶一生心智的發展和身體健康。不只如此，這些改變還會傳到下一代。這個事實使未來的父母，變成我們基因庫（gene pool）和未來世代健康的守護神。這聽起來有點恐怖，看起來像個巨大的責任。

同時，我們在過去幾十年累積的豐富知識，是非常令人興奮的，它可以給未來父母強大的主控權。現在的父母有機會去塑造未來，而這是他們父母從來不敢想像的。我們現在可以製造出更好的寶寶了！或者，比較正確的說法是，我們現在可以使下一代的孩子，充分發展他們的身心潛能。雖然大自然針對懷孕應該吃什麼，還有許多祕密沒有揭露，我們現在知道的，已經足夠去提供準媽媽們各種營養的方法，來提升大腦發育了。

開始永遠不嫌太早。研究顯示，懷孕前的飲食，跟懷孕時一樣重要。補充品無疑也扮演了某些角色，尤其是許多微營養素攝取不足的現象很普遍，即使在一些富裕的國家，像是加拿大，也是如此。所以，即使你最近並沒有計畫要懷孕，改善你的飲食只有好處，不會有壞處，尤其是可以增加你的能量、心智處理的速度、情緒、注意力聚焦等好的作用。

越來越多研究建議，在受精時，父親的健康，也會影響寶寶未來身體和心智的健全。所以男人仔細考慮作為父親的責任，可能也要注意他們的飲食。

以證據為基礎的十二個健康懷孕步驟

一、保持健康狀態

確保你的體重指數（body mass index, BMI）在正確範圍之內。如果體重過輕，不容易受孕，也會增加流產及早產的危險。

過胖也不好，會增加懷孕的問題，像是妊娠糖尿病和子癇前症（pre-eclampsia），孕婦因妊娠毒血症而引起的癲癇狀態，它的症狀是高血壓、尿蛋白。假如父母親有一方是過重或肥胖症，孩子以後也較可能有體重問題；這是你不想留給他的遺產。父母都是肥胖症

（BMI ≧ 35），會影響孩子的發育。跟父母體重都正常的孩子相比，父母都有肥胖症，他們的孩子在運動和社交技能上可能會比較差。

但絕對不要去做快速減肥的事。極端的減肥，會傷害身體健康，會嚴重減少重要的營養素，以及植物性化學物質的吸取。這種快速的減肥法，通常會比那些健康飲食的人，更快速地把那些重量加回到你的身體上，而且在懷孕時，可能會更容易超重。而太瘦的人，也不宜大吃高卡路里的垃圾食物。它可能會增加你的體重，但會放大不均衡的營養素需求。

假如你過去有飲食不正常的毛病，像是厭食症（anorexia）或暴食症（bulimia），一定要完全復原，而且要有夠長的時間，以便重新建構你的營養素。長期的限食，表示你身體中這些重要營養素的儲備很低，而胎兒生長和大腦發展，需要動用到這些儲備物。懷孕期嚴重的限制食物攝取，會對發展中的胎兒產生嚴重後果。

理想狀態下，我會建議在健康飲食和補充品攝取一年之後，才嘗試懷孕。你一定要能應付身體形狀改變產生的情緒衝擊，如果需要的話，尋求專業幫助。

二、開始服用產前維他命和礦物質補充品

持續性的研究支持孕婦固定服用多種維他命，而不是像葉酸或維他命D等單一維他命，

以確保懷孕期的健康。有一個報告這樣說：「微營養素的不足，彼此會有交互作用，所以應服用多種維他命，而不是單一維他命。」

市面上一些產前維他命和礦物質的補充品，常會有足夠的葉酸在內，但其他的維他命B群並不足夠。我們前面看到，維他命B群彼此會有交互作用，需要攝取平衡。所以購買維他命時，要購買至少每天攝取量（RDI）十倍以上劑量的多種維他命。B群維他命通常需要肝來轉化，才能被身體吸收，很多人在這轉化上的功能不是很健全。所以，需要B群的酵素（酶）來幫助肝臟工作。一個好的專業健康顧問，或是一家好的健康食品店，應該可以指引你選擇適合的產品。

確認你服用的產前維他命，至少有十五毫克的鋅、二十五到三十毫克的鐵和一百五十ug的碘。最近的有個報告顯示，北美洲想要懷孕的婦女，碘的攝取量普遍不足。準父親也可以服用多種維他命，因為多種維他命可以增加男女性的生育力。

三、服用額外的B12

雖然產前維他命包含足夠的葉酸，但常常沒有提供足夠的維他命B12。記得前面說過，葉酸和B12必須平衡，才會有最好的懷孕效果。我們又看到B12不容易被吸收，所以有些人就享受不到產前維他命提供的好處了。採用B12喉片或滴在舌下，都可以克服這個吸收不易的問題，因為B12可以直接從嘴進入血液而被吸收。

服用活性的B12甲鈷胺（methylcobalamin），它在大多數良好的藥局和健康食品店都買得到。我們平常在食物和補充品中得到的葉酸，要配上一毫克（一千ug）的B12才能發揮作用。這個劑量雖然比RDI的量高了很多倍，但對孕婦來說是安全的；目前口服B12和血液中B12的濃度都沒有上限，不曾有任何B12中毒的案例報告出來。

四、增加魚油的量，使 Omega 3 的量更多

我們前面看到，母親在懷孕時服用過魚油補充品，她的嬰兒比較早就可以睡過夜。他們的眼睛發展比較好，視力較敏銳。寶寶長到兩歲時，他們眼手協調的分數比較高，比較不像其他兩歲學步的嬰兒那樣笨拙。

雖然一週兩次吃含有高脂肪的魚，Omega 3應該就會達到衛生部推薦懷孕期的量，但研究認為，這並不足以提供胎兒大腦發展最佳狀態所需的EPA和DHA的量。但一週吃魚超過兩次，可能會增加水銀汙染和其他環境汙染的危險，而這些汙染對胎兒大腦的發育不利，所以，服用魚油可能是最安全、最可靠的方法了。在購買時，仔細閱讀商標，以確定沒有重

金屬和其他汙染。

因為身體脂肪的儲存需要時間，我建議在想懷孕前至少三個月，就要開始服用魚油。素食者若不能吃魚油，可以吃海藻油。目標是每天五百毫克的DHA和七百五十毫克的EPA。同時，我建議吃液體而不是膠囊的。你可以把魚油拌入酸奶（yogurt）或未加糖的蘋果泥中，幫助吸收。

這種油很容易受損。開罐之後，請存放在冰箱，並盡量在有效期前吃完。不要把它加在熱食裡。許多人喜歡把魚油加在早上的冰沙中。這是一個很好的服用方式，因為脂肪會幫助水果和蔬菜等植物性化學物質的吸收。但要在做完冰沙之後，才把魚油拌入；如果在果汁機中攪拌，是會傷害效用的。

五、吃低脂飲食

但切記，低脂不是無脂。每一餐都需要一些油脂，來幫助身體吸收植物性化學物質及脂溶性的維他命。也要記住脂肪有好的和壞的。反式脂肪或半氫化的脂肪，那種你在油炸或處理過的食物中常見到的，對你大腦的健康發育是不利的。大量食用反式脂肪，也會影響生育能力，高反式脂肪的飲食，會減少男性的精蟲數量。

準父母不要吃餅乾、脆片和其他便利商店買的零食及油炸的速食店食物。除了魚油的補充品以外，還可以吃橄欖油、酪梨油（avocado oil）、堅果和堅果醬，以及有機的椰子油。每一餐或每一次吃點心，都要記得加入一些好的脂肪。

六、控制血糖

為了避免妊娠糖尿病和寶寶以後的體重問題，你要注意糖和澱粉的攝取。試著戒掉所有添加的糖，並確認你吃的穀類是全麥的。記住，你盡量不要吃處理過的穀類，因為磨成麵粉時，即使是全麥的，也會使你的血糖上升。

試著限制澱粉類食物的攝取，像是麵包、米飯和麵糰，一餐最好只吃一份的澱粉類。一份澱粉類是指一片麵包、煮熟的半杯米飯、義大利麵或馬鈴薯。盡量吃整顆水果，而不是喝果汁，因為果汁的含糖量高。例如，八盎斯的橘子水含有十茶匙的糖，跟一罐可樂（Coke）的糖份一樣。

在健康飲食中，不允許喝添加糖的飲料。假如你每天沒有喝一瓶可樂就活不下去，零卡路里的比較好，因為它的甜味來自南美洲和亞洲的甜葉菊（stevia）。這是目前最安全的、沒有卡路里的天然甜劑。

七、每天吃十份蔬菜和水果

假如你不喜歡吃蔬菜和水果，沒有達到最佳健康狀態的十份蔬果，現在就是開始的最佳時機。蔬菜和水果提供寶寶大腦發育需要的葡萄糖。這種穩定的葡萄糖提供對母體也是好的，可以避免「腦霧」（brain fog），許多孕婦抱怨在懷孕時和產後，會發生記憶力不好的毛病。

水果和蔬菜中有很多纖維和植物性化學物質。我們在前面看到，植物性化學物質對健康非常重要，它是抗氧化劑、抗微生物菌及抗慣劑。它們才是你真正需要的碳水化合物，因為充滿了主要的營養素，又不會使你的血糖升高。轉去吃以蔬菜為主的飲食，會幫助你達到每天十份的要求。在懷孕時，吃大量的植物性化學物質，可以減少童年期敏感（childhood allergies）的機率。

盡量吃各種不同種類的蔬菜和水果、香料和香草類。這會讓一切都變得不同：你的寶寶會開心地吃著各種蔬菜，而不會有偏食的習慣。寶寶在斷奶時接觸到的食物和香味，會受到在母親子宮裡及出生後，母親乳汁中味道的影響。

八、攝取膽鹼

我們前面說過，懷孕時，額外的膽鹼可以強化孩子的空間能力跟短期工作記憶，而且這個好處是終身的，甚至延伸到老年。因為嬰兒對膽鹼的需求很高，我建議，在懷孕前就開始增加膽鹼的攝取。

蛋黃是傳統的膽鹼食物來源，一天吃一個到兩個蛋，不會影響你的膽固醇濃度。假如你不喜歡吃蛋或對蛋敏感，可以服用補充品。卵磷脂常在食物中當作乳化劑，來自大豆，它有很多膽鹼。你可以買膠囊式或粉狀的，灑在食物上。一湯匙提供大約二．五克的膽鹼。這個份量比一天可攝取的上限三．五克還少。

膽鹼是GRAS，就是一般認為是安全的（generally regarded as safe）。這表示多吃沒有科學上的疑慮。我通常建議一天攝取一千毫克，這大約是第八章中，康乃爾大學懷孕研究使用的量。

九、檢查維他命D

血液中的維他命D過低，會增加早期流產的風險，我們前面在第九章看到，非常低的維他命D，會導致子宮中的軟骨症。維他命D過低，會增加剖腹生產的風險和機率、子癇（pre-eclampsia，因妊娠毒血症所引起的癲癇）和妊娠糖尿病。懷孕時，過低的維他命D，會增加胎兒將來自閉症的風險。

血液中的維他命D，在服用補充品後，要過一陣子才會升高，任何一種劑量，都需要三個月的時間才能到達頂點，再慢慢下降。從四千IU／天開始。這是九歲以上到成年人的上限，而且不只是懷孕的安全上限，也可以大大降低懷孕併發症的風險。最近證實，血液中一百nmol/L（四十ng/mL），是預防ADHD的最佳濃度。服用三個月後，檢查血液，假如仍然偏低，跟你的醫生談，慢慢增加攝取量。

如果要達到最大的吸收效果，記得跟食物一起攝取維他命D，而且最好是一天中最大的一餐。

十、平衡鈣和鎂

對寶寶骨骼的發展和神經健康來說，鈣是極為重要的。假如母體沒有攝取足夠的鈣，鈣就會從母親的骨骼和牙齒中釋放出來，以滿足發展中胎兒的需求。為了避免以後牙齒的崩落和骨質疏鬆症，母親每天要攝取一千毫克的鈣。這包括飲食和補充品，所以買多種維他命時別忘記鈣，有些產前多種維他命，包含四百毫克以上的鈣。

要滿足鈣的需求並不難，尤其是你吃牛奶、起司和酸奶的話，更不困難。一個大姆指大小的硬起司，就給你兩百毫克的鈣了。乳類的替代品，像是杏仁奶，通常也添加鈣在裡面。

買之前看一下上面印的成份。你現在網路上有很多計算鈣的方法，很容易知道每天攝取的鈣夠不夠。盡量每天吃相似的含鈣食物，以避免過度攝取。

缺乏鎂，在生育期婦女中相當普遍。動物的實驗顯示，懷孕時的鎂不夠，胎盤無法正常發育，會減低胎兒的發育。每個人對鎂的需求量不同，驗血也無法告訴你是否得到足夠的鎂。這是因為血清鎂跟心跳有關，必須嚴格被控制。當血液中的鎂低時，你已經嚴重缺鎂了。

但你不需要驗血，才能知道是否缺鎂。就像我們前面說過的，鈣使肌肉收縮，但如果你缺鎂，肌肉就不能放鬆。這兩種重要礦物質之間未能平衡的徵兆，包括腿抽筋及腿不寧症、喘不過氣，還有一直要上廁所，尤其在晚上。像便祕和食道逆流這種腸胃道異常的症狀，就是鎂很低的進一步證據。在懷孕期間，很多這些症狀會變成問題，它反映出你身體需要更多的鎂，使懷孕時程能順利進行。

鈣和鎂的平衡很容易搞砸，尤其是假如你喜歡喝牛奶的話；畢竟，牛奶中有充沛的鈣。大部分的產前維他命，含有一百毫克的鎂，這是鎂的補充品上限；也就是說，一個十九歲以上女性能攝取的、不會有副作用的最高量，是三百五十毫克一天，懷孕和哺乳期間也沒有增加。對有些婦女來說，這就夠了，但對很多人來說，這並不夠。

攝取鎂的最好方式，是食用像甘胺酸鎂（magnesium glycinate）這類的胺基酸組合。每天晚上吃一百毫克之後去睡，可以預防腿抽筋。或者，因為每個人對鎂的需求量不同，你可以依照第十五章列出的方式，去找到個人最適合的量。你最好在有經驗知識的醫生，或是其他健康照顧人員的監督下，去試這個方式。

十一、增加抗氧化維他命的攝取

抗氧化的維他命，是維他命Ａ、Ｃ、Ｅ和貝塔胡蘿蔔素（betacarotene）。維他命Ａ是寶寶發育和生長必要的一種維他命，尤其是眼睛的發育。懷孕時，太多維他命Ａ並不好，大部分的多種維他命，都把維他命Ａ限制在四千IU（一千二百ug）。然而，我們可以從貝塔胡蘿蔔素中去製造維他命Ａ，胡蘿蔔素在橘子、紅色水果和蔬菜中有很多。貝塔胡蘿蔔素對懷孕是完全安全的，因為身體只會把你需要的量，轉換變成維他命Ａ。但你需要鋅和維他命Ｃ，才能有效轉換。

雖然飲食可以提供足夠的貝塔胡蘿蔔素，若能攝取額外的維他命Ｃ和Ｅ，是會有幫助的，因為大部分多數維他命沒有包含足夠的維他命Ｃ和Ｅ。我們身體製造膠原需要維他命Ｃ，這是身體中除了水以外最多的分子。干擾膠原的製造，會使生產後有妊娠紋和靜脈曲張（varicose veins），這是懷孕常見的兩個現象。膠原是羊膜（amniotic sac）最主要的支持分子，胎兒在羊膜中的羊水中浮沉，每天生長。羊膜提早破裂的婦女，她們血漿中的維他命C不足。

維他命E是抗氧化的維他命，保護大腦的脂肪，包括DHA。研究發現，九〇％的北美洲婦女，沒有攝取到每天推薦的量。市面上的綜合維他命E，包含大自然中的八種維他命E。維他命E和魚油補充品都公認對減低神經發展方面的疾病有幫助，像是自閉症。如果想要懷孕，服用維他命E、C和貝塔胡蘿蔔素，已證實可以加快受孕時間。

十二、注意蛋白質的攝取

蛋白質是建構我們全身細胞組織的重要原料，身體製造酶、荷爾蒙和神經傳導物質，也需要蛋白質。最近的研究發現，目前認為孕婦每公斤體重需要〇・八八克蛋白質的量，是不夠的，太低估孕婦對蛋白質的需求；在懷孕初期，是每公斤一・二二克的蛋白質，到懷孕後期，是一・六六克。這個數字轉換成每一餐，孕婦依體重而定，需要二十五到三十五克的蛋白質才夠。

素食者，特別是嚴格的素食主義者，在懷孕前和懷孕時，特別需要注意蛋白質的攝取。大部分的植物性蛋白質並不完整，也就是它們沒有包括九種重要的胺基酸。任何一種胺基酸的攝取缺乏或不足，都會損壞胎兒的發育。三到四盎斯的魚、雞或瘦牛肉，可以提供二十五克蛋白質，而它們少於兩百卡路里，如果換算成杏仁醬或花生醬，要七大湯匙才夠，而且是六百五十卡路里。如果要從黑豆中獲取二十五克的蛋白質，得吃一罐半的十五盎司市售黑豆罐頭，而它有五百卡路里。

從蔬菜中獲得蛋白質的素食者，可能要吃上數量不太合理的食物才行，而這些卡路里會使你體重增加。在本書的最後面，你可以看到一些高蛋白質的葷菜和素菜來源。上網去查你最喜歡食物的蛋白質含量，確定你在懷孕前和懷孕時，蛋白質攝取是足夠的。

第四部

讓大腦可以用上一輩子

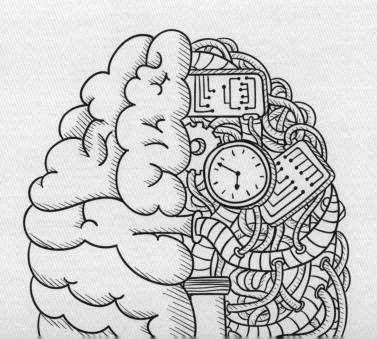

第十一章

學習的大腦：飲食和學業成功

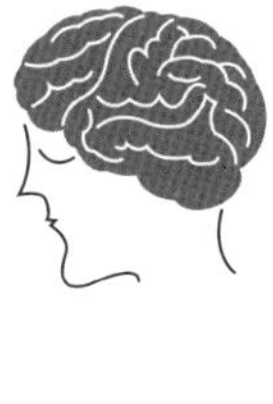

我一直在做我不能做的事，這樣我才可能學會如何去做那件事。

～派布羅・畢卡索（Pablo Picasso）

一個飢餓的孩子不能學習。這就是為什麼在二十世紀初期，大部分已開發國家的學校有營養午餐。但雖然政府提供學校餐廳營養指南，標準的學校餐常常是健康的相反：高糖、高油、高澱粉碳水化合物，還有低蔬菜和水果。大家通常是怪經費不足，所以無法吃得營養一點。

當時在白宮，第一夫人蜜雪兒．歐巴馬想喚起人們對孩子營養午餐不營養這件事的重視，想要父母替孩子發聲：「這個國家的父母，需要為孩子的健康發聲，當反對者說我們負擔不起給孩子健康的食物，父母要站出來頂回去說，我們負擔不起不給我們孩子吃營養的食物。」

即使學校真的限制午餐的卡路里和糖，並禁設汽水和糖果的販賣機，仍然不見得提供了健康的食物。許多孩子跑到學校附近的速食餐廳或便利商店，去買他們的午餐。對他們來說，午餐可能是思樂冰（Slurpee）、巧克力糖或一大包炸的馬鈴薯片。整個下午，這些孩子可說是在腦死（brain-dead）狀態。

隱藏的飢餓

我們通常都認為，營養不良是開發中國家（underdeveloped countries）的事，但這個現象在我們周邊到處可見。任何一個人，不管是孩子或成人，假如他們以處理過的食物（processed foods）為生，都可能有「隱藏飢餓」（hidden hunger）。這種食物可能可以滿足飢餓感。它當然有很多卡路里；其實，是太多，遠超過你每天能量的需求。但它沒有足夠的重要維他命和礦物質，來處理這些卡路里，和產生新陳代謝所需的能量。

「飢餓」這個字帶給你「瘦」、「脆弱」的影像，再想一下。這些有隱藏飢餓的人，其實是過胖或肥胖症。在北美洲及已開發國家，童年肥胖症已變成流行病了，而且比以前任何一個時間的人數都多。在美國，過胖和肥胖症的人，是過去二十五年的二到三倍。在英國，它發展得更快，在過去十年間就多了二到三倍。在加拿大，兩歲到十七歲過胖的孩子，從一九七八年的一五％，到二〇一三年增加到二六％。假如這個趨勢持續的話，到了二〇二五年，全球會有七千萬過胖或肥胖症的孩子。

根據聯合國兒童基金會（ＵＮＩＣＥＦ，編按：舊稱「聯合國國際兒童緊急救援基金會」，英文為United Nations International Children's Emergency Fund，縮寫即是ＵＮＩＣＥＦ）前執行副總裁庫爾．高丹（Kul C. Gautam）的說法，「微營養素不足的『隱藏性飢餓』，並不會產生我們所知的飢餓感。你可能不會覺得肚子餓，但它重擊你健康和生命力的核心。」對孩子來說，這種隱藏性飢餓會干擾孩子心智和身體的發展；對大人來說，它會減少生產力，增加糖尿病和心臟血管疾病等嚴重健康問題的風險。

隱藏飢餓的原因很多，從飲食不健康，到較高的基因微營養素需求，一直到把營養素耗盡的生活形態或藥物。但不管問題的源頭是什麼，解決方案都很明顯：無論是什麼原因造成的，都可以利用補充品來降低缺乏的現象。

縮小收入的差距

腦造影的圖片顯示，語言發展、閱讀和執行功能的大腦區塊，在貧窮家庭中的孩子比較小。當父母的收入提高，孩子大腦的大小也會提升：年收入十五萬美元的家庭，他們孩子的皮質，比年收入二萬五千元家庭的孩子大了六%。

年幼的孩子需要有智慧的、學術性的刺激，來彌補他們經濟上的不利。孩子在一個充滿愛的環境長大，身邊充滿了書和教育性的玩具，他們的大腦在青春期的後期可以發展到最佳狀態，不管這個家庭的收入是多少都一樣。創意遊戲可以增快左顳葉皮質的發展，而這個地方，跟我們說話、語言識別（language recognition）和語意記憶有關。

我們需要語意記憶，來處理這一生學到的知識。我們需要它，來記得教過的訊息，以及從事實到事件的記憶。例如，從經驗中，我們學會不要去摸燙的東西。但除非有人教我們「藍」（blue）的意思，否則我們無法形容夏天的天空。一個發展良好的語意記憶，在我們學習、了解數學和記得各國首都上是必要的，這些對我們學術的成功很重要。

念書給年幼的孩子聽、跟他們玩，提供教他們顏色、形狀、數字和字母的玩具，可以幫助他們在早期發展語意記憶。到他們生命的晚期，失去功能的語意記憶，是失智症的最早的症狀。

大腦需求增加，卻碰到不良飲食

這個隱藏的飢餓，在大學中尤其顯著，因為學生大部分是第一次離開家。大部分人不知道如何去買菜，煮一頓營養的飯菜給自己吃。貧窮家庭的孩子，通常只能選擇付學費或付伙食費。高脂肪、高卡路里的卡夫晚餐（Kraft Dinner），在一元商店就可以買到（譯註：Kraft是美國很有名的食品公司，它們以起司起家，賣一種義大利通心麵外加一包起司粉，在我念博士時，是三十三美分一盒，一元可以買三盒），然後就變成日常必需品。很多新鮮人在大一時增加了十五磅的體重，也就不讓人驚訝了。

年輕女性雖然比較在意身材，卻相信念大學時體重增加，是不可避免的事情，把它歸罪於自己獨立選擇新發現的食物及朋友的影響。雖然大部分大學餐廳提供健康的食物選擇，我觀察到大學生會越過炒蛋和烤番茄，而去吃充滿糖的穀類早餐和喝巧克力牛奶。他們也可能抓一瓶可樂就去趕上課。他們往往拿馬芬（muffin）和咖啡當早餐，披薩和可樂當午餐，麥當勞當晚餐，這種吃法，不但會增加體重和得糖尿病的機會，還會讓你營養不良，大腦跟著表現不佳。

或許，現在是大學餐廳不但提供健康的選擇，還得把不健康食物移走的時候了。損害學生的健康和學業表現，這個代價太大了。

青少年焦慮症和憂鬱症增加中

青少年和年輕人心理上的痛苦，以令人警覺的速度成長。在安大略省，有四分之一以上的年輕人，說有心理上的痛苦，而且女性（三六％）比男性（一七％）高。最近的資料顯示，大約有一五％的青少年想到自殺，幸好只有少數的人真的去做。

在大學，憂鬱症和焦慮症是最常見的心智健康問題，大約有五〇％的焦慮症學生，說嚴重到影響他們的上課。在大學中，焦慮、沮喪、憂鬱和吸毒有顯著交疊。因為多巴胺可以壓抑對毒品的渴望和上癮，學生體內的多巴胺濃度低，被認為是這三個心理疾病中間的關係。

多巴胺使人有強烈的動機，在所有的神經傳導物質中，它是真正抗憂鬱症的藥。我們需要它來產生創意；藝術系或建築系的學生不能完成專案時，可能是大腦的多巴胺濃度太低。說話若要口齒清晰，需要多巴胺，所以戲劇系和聲樂系的學生若是無法維持聲線或記不住台詞，大腦中的多巴胺可能也是很低了。我們在前面看到過，大腦中的多巴胺，是依賴每一餐飲食攝取的酪胺酸。蛋白質豐富的食物，就提供大腦充沛的酪胺酸，大腦也就有了足夠的多巴胺。特別是下午的點心中，若是有蛋白質，學生的情緒就會比較好，比較能專注。

酪胺酸的補充品，對學生也是有幫助的。即使沒有焦慮或沮喪，正常的大學生也能從額外的酪胺酸中得到益處，尤其在強烈的心智和情緒壓力之下時，更是如此。

多巴胺和其他營養素

當然，酪胺酸本身不足以提升大腦的多巴胺濃度，除非其他營養素一起參與這個製作。例如，維他命C就是一個重要的元素；除了腎上腺之外，人體中最高的維他命C濃度，就是在多巴胺的神經元中。研究發現，維他命C的補充，在壓力大的情境下可以增進情緒，減低焦慮。一個一九九〇年代的研究，發現智商和高血清維他命C有直接的關係。

動物實驗也發現，多巴胺對Omega 3和維他命D的缺乏特別敏感，但這兩者在學生族群中很普遍。身體需要鎂來製造多巴胺，以及把它連結到旁邊的神經元上。傳統上，多巴胺不足的徵兆是焦慮與沮喪，它和鎂的不足，在學生族群中很普遍。

維他命B群，尤其葉酸和B12，直接影響多巴胺的製造。然而，只聚焦在幾樣維他命B，是沒有用的。所有的八種維他命B，都相互影響彼此的功能，任何一種缺乏，都會干擾神經和心理的最佳狀態。壓力很容易耗光我們身體的維他命B群和鎂。

所以，要維持大腦多巴胺的高濃度，所有營養素都得一起列入考慮。在第十五章中，你會看到對學業壓力大的學生，以及有焦慮和憂鬱症的學生來說，補充品會很有用。

ADHD：越來越值得我們關心

對學習來說，最大的障礙，就是注意力缺失症（attention deficit disorder, ADD）以及注意力缺失和過動（ADHD）。有ADHD的孩子坐不住，無法注意老師在講什麼，也無法依指示做事。會出現這些狀況，隱藏性飢餓肯定是關鍵：鋅、鐵、鎂、碘、維他命D和DHA在子宮中的不足，會增加出生後頭幾年發生這兩種狀況的風險。

目前，每十個北美洲的兒童中，有一個被診斷為ADD或ADHD：自從二十一世紀初期以來，已經增加了超過二〇％。有些專家認為，數字的增加只是因為診斷增加了，而不是因為情況真的有那麼普遍（譯註：這個意思是說，以前沒有這個診斷，所以就沒有這個病）。或者，他們建議，說ADHD被過度診斷了，說那些只是單純精力充沛、精神飽滿的孩子，被貼上ADHD這個醫學標籤。但任何有經驗的小學老師都會告訴你，說這個增加是非常真實的。每一天，他們都會在教室中，碰到越來越多不服管教的孩子。

ADHD跟家庭有關係：如果這個孩子被診斷出有ADHD，他的雙親至少有一個可能也有這個狀況。ADHD的症狀，會依年齡的增加而減低，但不見得會消失。有ADHD的孩子，在長大之後，約有一半會成為有ADHD的大人。

補充品和ADHA

雖然不管是在學校和在家裡，注意力缺失和過動都是很大的挑戰，但良好的飲食和適當的補充品，可能會有幫助。就像我們前面看到的憂鬱症和焦慮症一樣，在聚焦和注意力上，多巴胺是關鍵。凡是影響大腦多巴胺濃度的補充品，都對ADHD有幫助。但我發現，另外有一個補充品，是特別有幫助的。

茶胺酸（L-theanine）是一種在綠茶和紅茶（black tea）中獨有的胺基酸。實驗證明，它可以增加你大腦的阿爾法波（alpha brain waves），這是在打坐時會出現的腦波。阿爾法波提升，會增加你放鬆的程度，並讓你冷靜下來。在動物研究中，茶胺酸可以增加好幾種跟學習和記憶有關的神經傳導物質，包括血清胺、多巴胺和GABA（gamma- aminobutyric acid，胺基丁酸）。但你必須喝很多茶，才能達到影響大腦功能的化學物質濃度。

長久以來，日本人就把茶胺酸作為食品的調味劑，來加強茶的味道，把它當作補充品，認為是GRAS，表示安全可食（這是generally regarded as safe這四個字開頭字母的組合，英文叫作acronym，中文也有，例如一首詩的開頭第一個字組合成一句成語）。有一個研究，是給有ADHD的男孩每天早晚各兩百毫克的茶胺酸，這個份量相當於二十杯綠茶，結果發現，他們的睡眠品質，有了顯著的改善。有ADHD的孩子通常睡眠品質都不好，使用興奮性的治療ADHD藥物（譯註：ADHD是大腦不夠活化而非太過活化，因此，醫生開的藥是興奮劑），使孩子晚上睡得更不好。

因為茶胺酸是相對安全的，而且可能有效益，我在實務上，用了相當多的茶胺酸。我發現，有ＡＤＨＤ的孩子和大人都能從中獲益，我一般會推薦二百到二百五十毫克的茶胺酸，在做功課和清醒時服用。假如病人的睡眠有問題，在睡前再吃一次。大人和孩子可以服用同樣的劑量。

飲食和ADHD

一九七四年，班．范戈德醫生（Ben F. Feingold）出版了一本飲食法的書籍，叫做《為什麼你的孩子過動？》（*Why Your Child Is Hyperactive*）。在一九七〇年代大約有五％的孩子是過動（hyperactivity）。范戈德醫生認為，人工的食物染劑、人工香精及防腐劑，是罪魁禍首。他發現，孩子在飲食中除去各種食物添加物和化合物之後，那些ＡＤＨＤ的行為消失了不少。

雖然有些小研究，顯示范戈德飲食法對ＡＤＨＤ的幫助，比較大樣本群的有隨機控制組（randomized control，譯註：這在實驗設計上非常重要，一個實驗若沒有隨機控制組來做比對，一般期刊不會接受刊登）實驗，卻沒有顯示同樣的效果。所以，很快地，范戈德飲食法就退流行了，它顯現的功效，來自父母親因為這個飲食法，而對孩子表現出額外的關心。

人工染色劑和防腐劑，可能真的是替罪羔羊，因為去除這些東西的食物，同時也去除了糖和精緻化的澱粉碳水化合物，而這兩種都對神經不好。然而，很多母親都發現，即使沒有ADHD的孩子，在吃了人工染色、人工香料和防腐劑很多的食物之後，都有不好的行為反應。所以，范戈德飲食法現在仍無定論，必須等待更多實驗來證明。

食物過敏和行為

另一個可以幫助ADHD孩子的，是食物過敏的測試。這種測試有兩種。一種是把一小點食物刺到皮膚上，假如十五分鐘之後變得紅腫或會癢，通常表示孩子對這個食物過敏，如果去除這個食物，孩子的行為就會得到改善。另一種方法是驗血，看身體中對各種食物的抗體有多少，高抗體表示孩子不能接受這個食物。

身為免疫學家，我對這兩種測試都抱著懷疑的態度。完全正常的人，也會對每一天吃的牛奶、雞蛋和麥粉產生抗體，所以，這種測試不能區分出對某個食物真正有問題和沒有問題的人。過敏領域的專家認為，刺皮膚和驗血有高達五〇％的誤判率：實在不是叫一個人終身避免吃某一個食物的好方法。

雖然食物過敏是一個很嚴重的問題，幸好只有極少數的人有這個問題。目前真正可靠的診斷方法是口服法。這個方法是先完全避免吃某個食物一陣子。然後再重新開始吃，醫生仔細觀察病人的反應。這是唯一可靠的過敏食物檢測法，是唯一可以找出禍源的方法。

因為再重新開始吃這個食物時，會有生命威脅的反應出來，這種「避免與挑戰」的測試（avoidance and challenge test），不可以在家中自己做，必須要有經驗的過敏學家在旁指導。因為是終身不能吃某種食物，這種嚴謹的方式是必要的。

如何判斷大人有ADHD？

有ADHD的大人跟兒童一樣，也會有組織（organization）上的問題。就像是幽默專家、童書作者米內（A. A. Milne）說的：「你在做某件事之前要先去做，這樣，當你做那件事時，它就不會跟別的事混在一起了。」一個有ADHD的大人，他的生活常常都是混在一起的。

就像ADHD的孩子無法坐定寫功課，有ADHD的大人也一樣，把重要的事拖延著不做，像是每個月付帳單和每年報稅。他們可能會開始一件新工作，做到一半時放下，改去做別的事情；工作不論大小，都是半途而廢，好像明明在鋪床，鋪到一半就放下，改去泡杯茶來喝。在辦公室，無法聚焦把一個專案做完，所以在事業上，升遷就很困難了。

即使那些沒有正式被診斷有ＡＤＨＤ，但有很多ＡＤＨＤ症狀的大人，生活是失去功能的。他們的年收入通常比較低，失業率比較高。因為他們多半有衝動行為，駕車通常會超速，喜歡超車，最後會出車禍。許多有ＡＤＨＤ的孩子，很多時候都是緊張兮兮、高度緊繃的，有ＡＤＨＤ的大人更是難以放鬆。

什麼樣的補充品可以幫助ＡＤＨＤ？

對有ＡＤＨＤ的大人來說，酪胺酸的補充品，可以顯著幫助他們聚焦在工作上，減少工作上和家庭生活上的拖延。它和茶胺酸一起運作的話，效果是最好的。茶胺酸可以使人冷靜下來，幫助肌肉和情緒的放鬆，它可以幫助有ＡＤＨＤ的學生減少心理壓力，尤其是學業要求很高的時候。

就像很多忙碌的人一樣，有ＡＤＨＤ的大人也是缺乏鎂，而鎂可以放鬆身體和心智。工作完畢，想要放鬆自己時，一個增加鎂的好方法便是塗上鎂膠（magnesium gel）。市面上有好幾種產品，或是大部分複合式藥局都有以膠或乳液形式的產品。請買一五％硫化鎂或氯化鎂（chloride magnesium）。除了手臂和腿之外，盡量不要塗到別的地方；你不會想要你的敏感器官過度放鬆，像是心臟。

把鎂膠塗到手臂內側或小腿肌肉（周邊循環系統），它會很快進入你的血液中。例如，肩膀很硬時，把鎂膠塗在手臂內側幾分鐘後便見效，因為皮膚表層的血管吸收了鎂後，幾分鐘以後就帶到了大的循環系統中。我也建議有腿不寧症，或是晚上睡覺會抽筋的人，在睡前塗一些鎂膠，狀況會改善。

固定的就寢時間對孩子有利，尤其是白天進行過一些激烈的體能活動，像是打曲棍球或體操課之後，睡眠更是重要。

膽鹼和ADHD

膽鹼是乙醯膽鹼的先行物，乙醯膽鹼又叫做大腦記憶經理。任何干擾乙醯膽鹼製造的，都會干擾到記憶、注意力和聚焦。二磷酸胞嘧啶膽鹼（citicoline）是大腦中自然產生的膽鹼，市面上也有販售這個補充品。通常，這個補充品的商標名稱是Cognizin，歐洲很早就用這個二磷酸胞嘧啶膽鹼，來治療神經上的疾病，像巴金森症及中風或腦震盪以後的復原藥物。

這個二磷酸胞嘧啶膽鹼不但可以增加乙醯膽鹼，也可以刺激神經元分泌多巴胺，增加多巴胺的受體，保護製造多巴胺的神經元不會過度刺激，受毒害引起細胞死亡。對一個健康的人來說，二磷酸胞嘧啶膽鹼可以增加注意力，維持新訊息留在大腦中的時間。但它不是對每個人都有幫助，我通常建議有ＡＤＨＤ的大人，一天兩次服用二磷酸胞嘧啶膽鹼二百五十毫克到五百毫克的補充品。

研究者給健康的青少年安慰劑，或是二百五十毫克及五百毫克的二磷酸胞嘧啶膽鹼，每天吃，連續二十八天，然後測試他們的注意力。結果發現，有服用二磷酸胞嘧啶膽鹼的男生反應時間有進步，衝動的行為有減少。劑量越高，效益越強，而且沒有副作用。我發現，二磷酸胞嘧啶膽鹼可以幫助有行為障礙疾病（behavioural disorders）的青少年。假如在服藥三到四個月，都沒有看到記憶和注意力改進時，我就會停藥。

大多數二磷酸胞嘧啶膽鹼的研究，是以成年人為對象在做，在執筆當下，它對年幼的孩子是否有效和安全，現在還不知道。

在考試時獲得優勢

孩子進入中學之後，學業壓力呈指數上升。如果有ADHD，這個壓力更是空前的挑戰。許多學生會因此而去服用治療ADHD的藥，像是利他能（Ritalin）這種興奮劑或Adderall。雖然看起來有點奇怪，用興奮劑去治療過動的孩子，但因為這些藥物可以增加大腦的多巴胺和正腎上腺素，會增加他們的注意力。雖然有效，但這些藥有副作用的風險，有些很嚴重，像是高血壓或精神病（psychosis）。

此外，這些醫生處方的興奮劑會被濫用。因為它們可以增加孩子的注意力，使成績變好，一些沒有ADHD的學生，考試前也去吃它，使成績變好。很多醫生開給病人吃的Adderall，會轉賣給其他沒病的學生（譯註：作者其實不知道這個現象在中國很嚴重，它被稱為「聰明丸」，許多父母為了讓孩子上北大、清華，父母去買來給孩子吃，甚至在小學就餵孩子吃利他能或Adderall了）。

其實沒有必要用非法手段去取得這些考試優勢，因為這些副作用的代價太大。孩子會有嚴重的情緒反應，包括幻覺、驚恐症及精神病的行為出現，甚至只是短暫用藥也會。停藥之後，孩子會覺得沮喪、懶散、沒有動機。他們可能也會極度難以入睡。

一個更好的方法，是使大腦自己產生需要的大營養分子和微營養分子，以達到最佳大腦功能。孩子的飲食要高蛋白質，以提供製造多巴胺、正腎上腺素等神經傳導物質必要的胺基酸。雞蛋提供額外的膽鹼，這是合成乙醯膽鹼需要的材料，水果和蔬菜可以提供持續釋放的葡萄糖，這是大腦主要的燃料。這種方法不但能使考試成績變好，還是建構孩子一生大腦健康的基礎。

在第十四章中，你會看到MIND飲食法的細節。這是加強你認知功能最好、最自然的方法。如何使用本章中說的營養補充品，在第十五章中可以找到。

第十二章

進入工作場所

在美國……當做完一天的工作，我們仍繼續想著今天的得與失，我們計畫著明天，我們甚至在上床睡覺時還想著公事……我們燃燒著能量……要不就早死，要不在歐洲人所謂人的盛年時，就已經蒼老不堪了……假如我們能偶爾停下來休息，恢復一下體力，可能會是多麼強壯的人，可能會成為什麼樣的思想家國度。

～馬克・吐溫（Mark Twain，《傻子旅行記》（*The Innocents Abroad*）

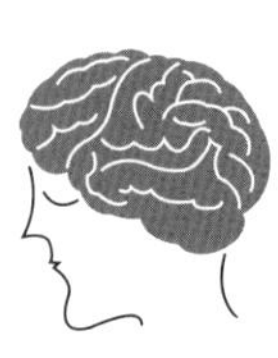

在大學放鬆的氣氛之後，工作場所可能會讓人卻步。不要說是新學什麼技術了；光是想辦法融入這個新的、不熟悉的環境，就會使你徹夜睡不著覺了。即使對一個很有經驗的人，新職位也是一樣有壓力。爬上一層樓，可能是你很想要的，但一旦在那個位子上，你又有新的擔憂和不確定性。你會是一個有效率的領導人，且符合工作需求嗎？假如你在同一個單位升職了，你的前同事會接受你當他們的新上司嗎？

有些工作是避不開壓力的。那些站在第一線的初級應變人員，像是消防人員、警察和士兵，每天都有不可避免和不可預測的壓力。但任何工作只要一直有衝突，就會有壓力。工作場所的壓力，會造成每天的負擔，對健康有害。不管壓力來源是什麼，執行第六章建議的飲食和補充品忠告，會立刻對你有幫助。

為你的工作大腦和休閒大腦充電

大部分的人把食物看成燃料；假如我們餓了，知道應該要吃。但如果只把食物想成燃料，我們可能認為，任何只要能讓我們不餓的，就是好食物。所以，我們會抓個甜甜圈，喝杯咖啡，或是吃一碗麵就了事。假如我們要去開個重要的午餐會議，來不及吃中飯，可能會只吃一根巧克力棒。嗯，你是這麼想的。反正今晚會好好吃一頓。但上一次你好好吃一頓是什麼時候？你下午上班的精神狀態如何？大人其實跟孩子一樣，也需要維持大腦正確的營養。

而上班，正是大腦最辛苦工作的時候。當大腦的神經元在某個地方大量活化，那個地方的微血管便會膨脹，輸送額外的氧和葡萄糖進去。例如，在閱讀時，我們位在大腦後方區域，負責處理影響資訊的枕葉（occipital cortex），會大量活化。挑戰數學問題時，也許是試算表，我們頂葉（parietal）的腦溝神經元也會朝向大腦頂端跟後面大量發射。

當血液中充滿了氧和重要的營養素時，我們會做得很好。但營養不足時，我們的表現會很差。

辛苦工作的大腦需要更多維他命B群

我在前面談到一個研究，第一組，是給健康的年輕人衛生部推薦的額外維他命B群；第二組，提供比RDI多三倍的維他命B群；第三組是控制組，給的是安慰劑糖片。然後，要求他們去做困難的作業，結果那些服用最多維他命B群的第二組表現最好，大腦的血流量最多。他們不只在記憶和其他認知作業表現得好，連身體的耐力也增加了。

第一組和第二組的表現都比控制組好。所以研究者說：「假如只是服用維他命和其他微營養素，就能幫助健康的年輕人調控核心的生理歷程，像是能量的新陳代謝和大腦血流量，就表示這些做實驗的年輕人，以及一般其他人，他們的營養顯然不足。」（我強調）

光從飲食，可能很難達到這個實驗用到的高濃度維他命B群，這表示，假如你辛苦工作的大腦，想達到最佳工作效率，服用維他命B群的補充品是必要的。

老鼠、人和大猩猩：有關維他命C的更多討論

我們在第六章中看到，像大鼠（rats）、小鼠（mice）、貓、狗等，自己會從葡萄糖中製造出維他命C，但我們不行。腎上腺最需要維他命C，動物在緊張的時候，會立刻增加維他命C的製造。但像是靈長類如黑猩猩、大猩猩和人類，都不能自己合成維他命C，只能從食物中去攝取。

剛果的大猩猩吃很多樹葉、水果，牠們是素食者。牠們每天不停地咀嚼樹葉、樹皮、樹幹、樹根、蔓藤、竹子、野櫻桃、薊、蕁麻（nettle），這些都是含有豐富維他命C的食物。一隻大猩猩重約一百八十公斤（四百磅），一天吃三十到三十五公斤富含維他命C的食物。

但大猩猩吃的森林植物裡含有多少維他命C，很難取得精確的資料，例如，三十公斤的菠菜，約只有八．五克的維他命C。大猩猩花六〇%到七〇%清醒的時間在尋找食物，所以牠們不停地攝取維他命C，跟上面提到的其他動物一樣，一直在合成維他命C。

當然，雄性大猩猩的平均體重，比一般人類重了很多。但假如人類也需要同樣的維他命C，一個九十公斤（兩百磅）的男人，每天會需要四克的維他命C，而一個六十八公斤（一百五十磅）的女人，每天需要三克、差不多十到十五公斤的菠菜。假如一天吃五份水果和蔬菜的話，根據健康飲食指南，我們需要吃兩百毫克的維他命C，遠比目前RDI的標準高很多（RDI說女生七十五毫克，男生九十毫克）。這個攝取量可以預防壞血病，但它讓我們誤以為，這樣就夠應付我們生病或壓力大時對身體的需求。當然，沒有任何研究去探討壓力情況下，人類對維他命C有何需求。

假如你服用維他命C補充品，要確定它是隨著時間慢慢釋放出來（time-releas）的那一種，也就是說，在十到十二小時之間，持續釋放小量的維他命C。這也是模仿靈長類在野外進食的形態。

假如你餵食大猩猩錯誤的食物會如何？

假如你把大猩猩從原來的生態環境移出，關在動物園裡，牠會怎麼樣？牠們會像在野外時一樣健康嗎？牠們也會跟在野外活得一樣長嗎？看起來不會。關在動物園的大猩猩通常都早死。跟人類一樣，牠們會過重，也跟人類一樣，常常死於心臟病。

在美國克利夫蘭動物園（Cleveland Zoo），仔細觀察餵食大猩猩的食物，會發現大猩猩每天吃一桶添加維他命、處理過的食物，有脂肪、澱類和糖，就是一般動物園用的飼料。所以，克利夫蘭動物園改變大猩猩的飲食，使牠跟在大自然中的兄弟姐妹吃得比較一樣。

現在，大猩猩每天吃管理員用獨輪車推來的綠色、充滿纖維的食物，像是生菜、蒲公英葉子、苜蓿、菊苣（endive）、豆子和亞麻仁及小樹枝，大猩猩就把樹皮剝下來吃，也吃它的葉子，同時把三顆多種維他命C和礦物質藏在香蕉裡面。這些食物都是藏起來或散在各地，使大猩猩要一邊走，一邊去找食物吃，跟牠們在野外時一樣。

結果非常驚人。雖然這個新的飲食法，比舊的多了很多卡路里，大猩猩卻減輕了體重，以及身體的脂肪。研究者計畫去檢視心臟病和糖尿病的指標，像是膽固醇、葡萄糖和胰島素的血液濃度，希望這個新的飲食法，對防範心臟病及長壽有正向的效果。

「我們開始了解為什麼我們有這麼多過胖的大猩猩」，凱斯西儲大學（Case Western Reserve University）生物系兼任助理教授克莉絲汀・陸卡斯（Kristen Lukas）說。他也是動物園協會（Association of Zoo）中，大猩猩存活計畫（Gorilla Species Survival Plan）的主席。「我們發現因飲食而活跟因飲食而健康是兩回事，我們已經提高了我們的飲食標準」，我們問：牠們是否在最佳的狀態，不只是活著而已，而是欣欣向榮呢？

現代飲食是否與演化來的飲食不相容？

真希望我們對人類飲食的觀點，能跟克利夫蘭動物園對大猩猩飲食一樣關心和體貼。目前，每日推薦的營養需求只聚焦在活命上而已，那是不夠的。我們想要過得生龍活虎，而不是苟延殘喘地活著。我們希望盡可能避免或延長慢性疾病發生的時間，像是心臟病、糖尿病、眼盲、失智症，因為那些疾病會使我們無法享受長而美好的人生。

我們跟靈長類的親戚有多相似？遺傳學研究者發現，人類、黑猩猩、大猩猩大約在一千萬年前，是源自同一祖先。英國威爾康（Wellcome）信託基金會遺傳學家克里斯・泰勒-史密斯（Chris Tyler-Smith）說：「我們跟大猩猩有九八%的基因相同。所以，也就是說，我們的基因，大部分與大猩猩版本的相同基因非常相似，甚至是相同的。」這包括基因對維他命C的需求。

舊石器時代（paleolithic）的飲食，又叫原始人飲食（paleo diet），是模仿我們祖先打獵、採集的飲食。他們吃肉、魚、蛋、水果和蔬果、堅果、種子，以及健康的油，像是橄欖油和椰子油。他們避免乳類和穀類產品，像是麵包、麵條和豆類。雖然這種原始人飲食有一些版本，卻都有一個共同點：避免高度處理過的食物。有很多證據顯示，處理過的現代食物對人體有害，它們的營養成份很低；充滿了卡路里、糖和油，但很少有蛋白質、纖維、維他命和礦物質。

研究一再顯示，跟北美洲現代的飲食相比，原始人飲食可以減少心臟病、控制體重、預防失智症。但我認為，雖然許多這種原始人飲食對健康是有道理的，但像是這種吃法，可能有些不必要的限制了。一個相對可行的方法，就是去吃我在第十四章中列出全部都沒處理或極少處理過的食物。

過度處理食物的問題

克利夫蘭動物園更改的大猩猩飼料，最重要的一點，就是他們不再給大猩猩吃過度處理的食物。他們改而給大猩猩吃沒有處理過的食物，意味著塞滿很多纖維、植物性化學物質，以及低添加糖。他們也給大猩猩多種維他命和礦物質。有些科學家建議，人類飲食也該做同樣的改變。

尚-克勞德．蒙巴瑞（Jean-Claude Moubarac）博士是蒙特婁（Montreal）的醫學人類學家（medical anthropologist），他的專長在公共衛生，認為我們現在的健康問題，都源自於吃了大量過度處理的食物。這些食物可能源自田畝、河流或牧場。但在到達我們腸胃之前，經過了工廠，工廠把它們的營養和纖維都拿掉了，而且為了好吃，添加了糖、鹽、化學顏料、香精、塑化劑、乳化劑和防腐劑。

這些打開就能吃（ready-to-eat）、馬上就可加熱（ready-to-heat）的食物，是來自便宜、沒有營養的原料，但卡路里很高。過度處理的食物，是美國飲食中九〇%的糖來源。在加拿大，參議員委員會有一個對肥胖症的報告，特別指出加拿大的飲食指南，都是高度處理過的食物，所以必須承擔目前肥胖症流行的責任。政府強調家庭烹飪沒有處理過，或是只有一點處理過的食物飲食法，是過去幾百年來對那種過度處理、打開就能吃等飲食習慣的最大改變。因為我們的飲食，移轉到高度處理的食物時，腰圍也會跟著擴大。這就像參議員委員會的報告一樣，「這個國家現在有肥胖症的危機，加拿大人這樣做的代價，是他們的錢包和生命。」

表現焦慮和繁忙的大腦

對有些人來說，站起來發表演說或跟同儕報告，是極大的壓力。也有人不喜歡跟同事或顧客面對面說話。任何一個需要說話和聚焦的工作情境，都會耗費大量的大腦資源，尤其是多巴胺。想像進入你上司的辦公室要求加薪。你的心快要跳出來，你的手心冒出冷汗，你很害怕會突然忘記準備半天、說明為什麼應該加薪的理由。你現在大腦中缺乏多巴胺了。

假如一個律師大腦中的多巴胺不足，可能無法在法庭上雄辯。老師可能在解釋新的觀念給學生時，有點猶疑，自己也搞不清該怎麼說。鋼琴演奏家或歌劇的演員，可能突然忘記下面要彈什麼或唱什麼。假如我們在緊張的情況之下，經常性地不能聚焦，忘記自己在做什麼，我們會發展出嚴重的表現焦慮。最後，只有靠藥物才能表現了。

但對表現焦慮，是有解決方案的：酪胺酸補充品可以補充因壓力而失去的多巴胺。

健康的人也會受到酪胺酸的益處嗎？

西爾薇亞（Sylvia）是國際著名的科學家。她本來相信她的飲食足以提供所有需要的營養，但也慢慢開始服用補充品了。漸漸地，她開始覺得補充品是有幫助的。她告訴我說：「我固定服用補充品了，即使我最後沒用到它，小便把它排掉了，我仍然認為這是一個好的保險政策。」

我常聽到這種說法：補充品只是使你的小便變得比較昂貴。當然，在那些服用補充品的人當中，他們的小便中找得到多餘的維他命和礦物質。但這表示在這些維他命和礦物質經過身體時，我們沒有得到它的益處嗎？你還不如說我們乾脆不要喝水好了。反正，也是要變成小便的，為什麼要浪費時間去廁所？但水很重要，細胞脫水會死亡。假如有人告訴你喝水是浪費時間，因為反正要排出來，你一定會笑他。

有一天晚上，我跟西爾薇亞一起用餐，她在我先前寫的一本書中讀到酪胺酸的重要性。她說：「我不敢相信在演講前服用酪胺酸後，會對我造成那麼大的不同，話就很流暢的滑出來。」西爾薇亞是我認識的人當中，口齒最伶俐、最有自信的人之一。對我來說，她這段話是最好的例子，即使很有經驗的演說者，看起來沒有壓力的人，其實也有壓力，也會受到多巴胺製造上限的影響。假如西爾薇亞在服用酪胺酸以後感受到差異，每個人在有壓力的情況下，也都會受到酪胺酸帶來更多多巴胺的益處。

繁忙大腦症候群

你知道這種感覺：每種念頭在你腦海中像走馬燈似地，不停旋轉，辦公室還沒做完的事情、孩子明天學校校外教學需要的東西還沒買、跟同事或家人的爭執。這個繁忙大腦症候群，是我們在一天結束之後，仍不能放鬆的原因。對一個健康的人來說，茶胺酸可以減緩大腦的過度活躍，停止大腦中不停的吵雜聲。茶胺酸不是只對ＡＤＨＤ的人有益。

這個繁忙的大腦會使我們晚上睡不好，我們需要在對的時候出現阿爾法波，才能睡得好。打坐會讓亂七八糟的念頭走開，阻擋一直要去想的思緒，這是一個引發阿爾法波的方式。假如你是一個有經驗的打坐者，那很好。但假如你不是，在睡前服用茶胺酸，也不失為一個好方法。

我們在前面看到，睡眠非常重要，它不是可有可無的選項。沒睡覺無法清除大腦在白天新陳代謝堆積的廢物，大腦的膠淋巴系統，只有在睡眠時效果最好。在晚上，我們同時也設定第二天的食欲和新陳代謝的荷爾蒙。假如我們沒有睡，第二天的食欲會增加，我們大約會多吃三百卡路里的食物。女性如果睡眠不足，會特別喜愛高脂肪、高卡路里的垃圾食物，例如冰淇淋。假如我們體重增加，長期失眠會破壞我們控制食物攝取的能力。

晝夜週期的錯位

假如我們是夜貓子，很晚睡，很晚起，就會吃飯時間不正常，吃的時間晚，然後在晚上吃零食。這個，叫做晝夜週期錯位（circadian misalignmen）。晝夜週期跟日光和黑暗有關，大約每二十四小時會改變我們身體的、荷爾蒙的和行為的反應。

晝夜週期錯位及干擾進食的形態，不但會導致肥胖症，還會增加心臟病、糖尿病和癌症的危險。睡眠不足也會增加憂鬱症、注意力缺失，甚至思覺失調症的機率。有輕度認知功能失常的人，常有睡眠不足的現象，它可能是ＭＣＩ的症狀，以後說不定會發展成阿茲海默症。

我有很多病人特意去縮短睡眠。他們在辦公室工作到很晚，回家以後覺得應該要有一段休息時間，所以就把上床時間往後延。但他們又要早起，在上班之前先去健身房運動，所以一整晚幾乎睡不到五個小時。在我的診間，我都盡量告訴所有的病人要努力睡到飽，而不只是那些長期失眠的人。我也試著讓人們改變睡眠的習慣，早點上床。

我自己是夜貓子，所以我訂鬧鐘，不只是叫我起床，也提醒我該上床去睡覺了。你不妨試一下，挺有用的。

血清胺和多巴胺：平衡和協同效應

好幾種神經傳導物質，包括乙醯膽鹼、正腎上腺素、GABA 和組織胺（histamine），都跟調控我們的睡眠/清醒週期有關，但兩種最常被研究的是多巴胺和血清胺（它又叫血清張素或血清素）。這是兩種相對容易用營養補充品調控的神經傳導物質。就像我們在前面看到的，要聚焦與專注，在上班期間需要多巴胺。在醒來的時候服用酪胺酸補充品，以及或許在下午過了一半期間再服用一次，就會維持大腦在工作時需要的多巴胺份量。

當一天工作結束後，現在是血清胺上場的時候了。多巴胺是興奮劑，使訊息得以進入大腦。血清胺正好相反：它過濾掉感官的訊息，使你安靜下來。血清胺的先行物，或說是製造血清胺的分子是色胺酸（amino acid tryptophan）。它跟酪胺酸不一樣，酪胺酸只有在壓力之下才會變得很重要，色胺酸是一直都很重要。

色胺酸在食物中可以找到，但它的濃度很低。因為如此，它不能穿越血腦屏障進入大腦，因為被別的胺基酸擠下去了。我們吃少少的甜食時，神奇的事情發生了：雖然血糖增高，同時胰島素也增加了。胰島素會和大部分的胺基酸結合，把它們帶到肌肉細胞去作修補和維持運作。但胰島素不會和色胺酸結合。現在，當所有的競爭者都被胰島素帶走，色胺酸就沒有競爭者了，它就可以穿越血腦屏障進入大腦，變成血清素，大腦的血清素就增加了。這就是為什麼我們把容易且快速增加胰島素的食物，稱為「令人愉快的食物」（comfort foods）。

許多人在壓力大時，會吃過量的高度處理食物，像是馬鈴薯片或甜餅乾。這些食物當然會暫時讓我們覺得比較好。但它不會幫助我們工作得比較有效率，因為吃完甜食後，我們會覺得想睡，精神也不能集中。我們也會因此體重增加。這個大自然的詭計，讓你在憂慮或有壓力時，迫切需要吃甜食和碳水化合物，通常是用來紓解有經前症候群（premenstrual syndrome）的女性。

這個現象在想要戒菸的人身上也會看到。尼古丁（Nicotine）會增加血清素的分泌，而尼古丁沒有再進來時，大腦的血清素會降低，為了要恢復抽菸時狀態，可能必須本能地轉換其他方式，來增加血清胺的濃度。難怪許多人在戒菸之後的那一年，體重會快速增加。

鳥這樣做，蜜蜂也這樣做

幾乎所有的動物都要睡覺，大象、鳥類、爬蟲類，甚至是昆蟲。對人類來說，若是超過十一天沒有睡，是會致命的。雖然科學家還不了解我們為什麼需要睡覺，但很清楚地，我們必須要睡。不睡會降低我們的情緒、認知和身體的表現。

睡眠/清醒週期有三個主要階段：我們要不就是醒著，要不就是在慢波的睡眠，或是在快速動眼運動的作夢。一旦大腦醒來了，就會用多巴胺來維持它清醒的狀態。當一天逐漸過去，大腦內的血清胺就會建立，最後充分累積，並啟動睡眠開關。然後，我們會進入睡眠的第一階段、慢波睡眠或深度睡眠。肌肉放鬆。心跳、血壓和體溫降低。生長荷爾蒙釋放出來，進行細胞組織的修補和替換。在慢波睡眠時，記憶從短期移轉到長期去儲存。深度睡眠是恢復身體和心智狀態的必要階段。

在經過一段深度睡眠以後，我們進入快速動眼睡眠（rapid eye movement, REM），也叫做「矛盾的睡眠」（paradoxical sleep）。除了心臟和肺的肌肉以外，身體其他肌肉都麻痺了。

這個階段是夢境發生的時刻，它的特徵是眼球快速移動，在眼皮下轉來轉去。在REM睡眠時，血壓、心跳和呼吸一直改變。

REM睡眠刺激大腦掌管學習的地方，這可能可以解釋為什麼嬰兒花那麼多時間在REM睡眠上。這個REM睡眠，對我們的情緒很重要。我們被剝奪REM睡眠時，第二天的情緒反應會較高。如果長久被剝奪REM睡眠，會導致焦慮和憂鬱。慢波睡眠和REM睡眠一個晚上會重複幾次，當夜深沉時，慢波睡眠慢慢變得沒有那麼深沉，而REM睡眠越來越長。

健康食品店的睡眠修補劑

假如我們可以用服用酪胺酸的方式，來影響大腦中的多巴胺濃度，是否也可用補充品的方式，來影響夜間血清胺的濃度？色胺酸有時用來做睡眠的輔助品。它對某些人有效，但不是增加大腦血清胺最有效的方式，因為我們吃進去的東西裡面，大約只有一%的色胺酸可以進入大腦。另一個色胺酸不是很有效的原因是，假如維他命B3不足，我們會用色胺酸去製造維他命B3。這麼做會耗費色胺酸，使它不足以去製造血清胺。色胺酸也是其他建構我們身體蛋白質的合成要素。

一旦進入大腦，它會轉化成 5-HTP（5-hydroxytryptophan），而這個就會轉化成血清胺。市面上可以買得到 5-HTP 的補充品，它會從非洲一種植物叫做加納穀物（Griffonia simplicifolia）的種子中擷取出來。大約有七〇%的 5-HTP 補充品進入大腦，我發現它對睡眠的幫助大於色胺酸。每個人需要 5-HTP 的量很不同，可以從一百毫克開始。假如合適，那就好。假如不合適，逐漸增加劑量，每五十毫克增加，一直加到三百毫克。

假如你常在睡了三到四小時以後就醒來，我建議你留個五十到一百毫克在你的床頭，旁邊放一杯水，當你醒來時服用它。

褪黑激素：黑暗的荷爾蒙

血清胺最終會被轉化成為「褪黑激素」（melatonin），又叫做黑暗荷爾蒙（darkness hormone）。褪黑激素在松果體製造，這是一個位於大腦中央，形狀像松果的組織。我們晝夜週期的調控需要褪黑激素；我們明晚睡得好不好，取決在今晚有沒有製造足夠的褪黑激素。

假如我們在一天將盡時，有足夠的血清胺，就可以自己製造褪黑激素。但要小心。我們只能在黑暗中睡覺時，才能製造褪黑激素。即使是一點點的光，像是臥室窗簾透進來一點點路燈的光，或是門底下露出一點點走廊的燈光，都會阻止褪黑激素製造。假如你不能做到臥室完全無光，最好戴上眼罩。

即使是大量的褪黑激素，也是無毒的，但跟5-HTP一樣，只要吃能讓你入眠的量就夠了。從三毫克開始，在上床睡覺前的六十到九十分鐘吃。慢慢增加劑量，直到你覺得這個劑量，會使你在想睡覺時產生睡意。在服用褪黑激素後一個小時左右上床去睡，不要在電視機前面睡著。否則，你會錯失褪黑激素使你睡眠的機會，你在電視機前面醒來後，回床上也很難入睡。

為什麼不去吃很多不需要醫生處方，在藥房就可以買到的安眠藥？許多安眠藥改變大腦正常的EEG形態，以及REM睡眠和非REM睡眠的比例。然而，褪黑激素和5-HTP是身體自然的東西。它們是生物化學的成份，是大腦本來就會正常製造出來，幫助我們睡眠的。正確服用5-HTP和褪黑激素，可幫助我們入睡，且睡得香甜，不會干擾我們正常的睡眠韻律。

假如需要製造血清胺和褪黑激素所需的維他命和礦物質不足的話，5-HTP可能會沒有效用。鎂是特別重要的，在本書最後，會列出攝取鎂的方法，那些鎂攝取充足的人，會感到睡眠的質和量顯著改進。夜間小腿抽筋、腿不寧症候群以及一直醒來去上廁所，是身體中鎂儲存不足的徵兆。

其他跟製造褪黑激素有關的重要營養素，包括維他命B群、維他命C、鐵和鋅。這些可由每天服用的多種維他命和礦物質補充品中提供。

藥櫃中的大腦破壞劑

「我想我就是老了」或「我剛剛失智了一下」，是普遍用來解釋記憶流失的早期徵兆。在我的辦公室裡，像這樣的藉口很令人沮喪：我們知道，記憶不好不見得是老化必然的結果。有一個認知功能退化的原因，是藥品，可能就藏在你浴室的藥櫃中。

這種藥叫做苯二氮卓（benzodiazepines），像是地西泮（Valium）和安定文（Ativan），醫生通常會開給失眠或焦慮的人服用。苯二氮卓會干擾記憶，使它不能從短期轉送到長期去儲存。在極端的壓力下，你可能不希望這個短期記憶變成長期記憶。但這些藥物會導致永久性的記憶衰退，尤其是帶有ApoE4基因的人，這個基因會影響我們調控膽固醇新陳代謝的能力，並增加罹患失智症的風險。大部分有知識的藥師會告訴客人，苯二氮卓只能短期服用。

其實，幫助睡眠的所有藥物，都會阻礙新的記憶，轉存到長期記憶的正常運作。短期使用時，這些藥物幫助你減輕焦慮，使你入眠，但你付的代價，是慢慢失去你學習和記憶新東西的能力。以電腦的術語來說，你的資料沒有在硬碟中留存下來。

當然，任何藥物都不能突然停藥，會引發不良的副作用。所以，你應該只能在醫生的建議下慢慢停藥。

跟增加罹患失智症風險有關的藥物

許多醫生處方的藥物，或是臨櫃就可以買到的藥物，都可能增加認知衰退的風險。特別的是，氫離子幫浦阻斷劑（proton pump inhibitors, PPI）這個用來治療消化不良和食道逆流的藥物，會顯著地增加罹患失智症的風險。ＰＰＩ太過浮濫了，大約有七〇％的處方是不必要的。就像我們在前面看到的那樣，這些藥會耗盡鎂，而鎂對神經傳導物質的製造和功能都很重要。它也會抑制維他命B12的吸收，增加維他命B12缺乏產生的失智症。

稀釋血液的藥可邁丁（warfarin），也大約爭執了半個世紀；估計有兩千萬的美國人服用治療心房顫動（atrial brillation），一種心跳不規則、顫抖的疾病。長期使用可邁丁，會增加罹患失智症的風險。其他被證實會增加罹患失智症風險的藥，包括抗憂鬱症的藥、控制膀胱的藥和抗過敏的藥（antihistamines）。

這個領域的研究進步很快，新的資訊不停湧出。假如你服的藥有任何引起失智症機率的作用，都要詳細詢問醫生。

他汀類藥物、膽固醇和思緒不清

早期的動物研究顯示，增加膽固醇的濃度，會引發類澱粉蛋白質的製造，導致思緒不清。所以服用他汀類藥物（statins）這種阻止膽固醇製造的藥物，應該可以預防阿茲海默症，是個合理的想法。然而，現在發現他汀類藥物不但不能保護大腦，反而會增加思緒不清。

五十八歲的肯尼斯（Kenneth），是我病人的先生。他坐在我辦公室，描述一個最近很困擾他的經驗。一週以前，他遇見一個很久不見的老同事，於是一起去吃晚飯。在度過一個愉快的晚上之後，他們道別，但在第二天早上，意外地又見面了，只是肯尼斯完全沒有任何他昨晚見過這個朋友的記憶。其實，他連跟他吃飯的事情都不記得。他經歷了一個我們在臨床上叫暫時性的全面失憶症（transient global amnesia）。

肯尼斯最近開始服用他汀類藥物去降低膽固醇。他懷疑記憶力的衰退可能跟服用這個藥有關。他在網際網路上搜尋時，發現美國食物和藥品管制局（U.S. Food and Drug

Administration）曾發布一個警告，他汀類藥物會導致遺忘及思緒混淆，雖然這個機率很低。通常在停藥之後的幾個星期，這些問題會消失。肯尼斯於是停止服藥，後來就沒有再發生這種遺忘的現象了。

醫生很喜歡開他汀類的處方。甚至有人說，不管有沒有膽固醇過高，過了四十五歲以後，每一個人都該服用他汀類藥品。但這個藥可以跨越血腦屏障，進入大腦去干擾膽固醇製造。我們在第五章中看到過，膽固醇對大腦的功能很重要，所以，懷疑他汀類藥物會對大腦健康有不良影響，不是不合理的。而且，大部分人可以依改變飲食來有限地控制膽固醇，所以，為什麼要吃藥來冒這個風險？

第十三章

假如記憶衰退了，該怎麼辦？

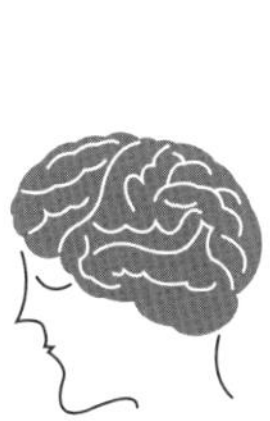

記憶是我們的全部。瞬間與感覺，鎖在琥珀裡，靠著理智的燈絲串在一起。帶走一個人的記憶，就是帶走他的全部。一次敲掉一點記憶，就像你拿槌子，把釘子一根一根地敲進他的腦殼，最後毀掉他一樣。

～馬克・勞倫斯（Mark Lawernce），《古城荊棘王》（*King of Thorns*）

假設在中年的時候，開始感受到嚴重的記憶流失：我們必須接受自己不可避免地逐漸邁向衰敗嗎？我們應該讓自己跟家人準備接受最壞的消息嗎？還是，我們可以採取什麼步驟，延緩讓記憶進一步退化，或甚至反轉呢？

早期診斷很重要

凱特．史娃佛（Kate Swaffer）是一個有著激發人心故事的失智症者。她在四十九歲時，被診斷出有早發型的額葉語意失智症（semantic frontal lobe dementia）。就像我們在前面看到的那樣，我們用語意記憶，來回憶在孩童時代學到的訊息。語意記憶曾被比較為類似字典和百科全書，它的內涵可從詞庫中看出，我們需要語意記憶，才知道「蘋果」（apple）這個字是什麼意思，怎麼拼寫。語意記憶也把apple這個字，聯想到形容它是「圓的」、「多汁的」、「小的」、「可食用的」、「長在樹上的」這些字上。但假如語意記憶壞掉了，我們就找不到「蘋果」這個字，而可能是找到「櫻桃」。

凱特聽到這個診斷時，她真是身心交瘁。醫生建議她回家、把工作辭掉，並把後事安排好。醫生也建議她參加阿茲海默症病人的長照（daycare）至少一個月一次，以便「習慣自己失智」這件事，並準備面對不可避免的未來。凱特為自己計畫的五十歲人生，是非常不同的。她計畫回到大學去，重拾多年前放下的課業。但醫生堅持這是在作夢，認為她應該要放棄。

凱特差點要接受醫生的忠告。但她內心有個聲音，覺得她太容易就放棄夢想了。她不願意放開她的夢想，轉而尋求其他協助人們克服學習問題的組織，請它們提供忠告和支持，並頑強地追求她的大學課程。她拿到兩個大學部的學位，並繼續攻讀博士。她變成澳洲阿茲海默症的行動人士和發言人。

凱特的經驗清楚地告訴我們，如果早期診斷出來，雖然有些地方會有限制，但病人可以繼續過著快樂且有生產力的生活。就像任何阻礙一樣，你需要全新的學習和生活方法。二十年前，醫生和護士看到的病人，都是末期的失智症。但今天，像凱特這樣的病人可以早早被診斷出來，讓他們有機會去尋求復健。

早期診斷很關鍵，如何在早期就能判斷這個病症，是現在研究的重點。但令人失望的，營養在復健這方面的研究非常缺乏。

憂鬱症和營養

瑟蕾斯特（Celeste）第一次來我診所，是在許多年前，她因為長期罹患憂鬱症，醫生建議她來找我，看看營養能不能幫助她，擊退這個從她成年以來就困擾著她的疾病。她嘗試過各種藥物都不見效，藥物使她每天昏昏欲睡。她沒胃口，體重卻一直上升。假如不是這些抗憂鬱症的藥，使她受不了產生的焦慮，她可能會一直服用下去，並接受這些副作用。她終於停止吃藥了。

她不吃藥之後，開始運動。她每天都去打網球，打完很累但放鬆，以及暫時性地興高采烈，「這是我能應付這個疾病的唯一方法，」她告訴我。但這個好處並沒有持久，第二天，她的情緒又低落下去了。她發現很難從任何事情中找到樂趣，不管她周邊的人多麼快樂，她心情始終快樂不起來，都是平平的。

瑟蕾斯特是個剛退休的老師。她有兩個已成年的孩子，有一個出生時有裂脊症。一聽到這個，我馬上警覺起來，因為母親的憂鬱症，和她裂脊症的孩子之間，有一個普遍的關係，就是葉酸不足。身體製造血清胺需要葉酸，葉酸不足會導致憂鬱症。瑟蕾斯特知道葉酸不足和裂脊症的關係，但不知道這個也會導致憂鬱症。

每天，瑟蕾斯特看到她罹患裂脊症的女兒在生活上掙扎，那是她壓力和憂鬱的主要來源。「假如知道葉酸和裂脊症的關係，我在懷孕時一定會吃葉酸，但沒有人告訴我，」她很沮喪的說。

只缺乏一種，還是很多種？

當然，葉酸只是一個會導致憂鬱症的營養素。其他還包括Omega 3、維他命D、維他命B、維他命C、鎂和鋅。在一般群眾中，有兩個重要的營養，維他命D和Omega 3是普遍不足的，而這些不足，會影響大腦製作和應用血清胺。

瑟蕾斯特對吃不感興趣，只有餓了才會想去找東西吃。我鼓勵她一天好好地吃三餐，包括很多蔬菜和水果，讓每一餐都確定有蛋白質，而不是只有晚餐才有。我解釋給她聽，說憂鬱症跟很多營養素的缺乏有關，我要她好好按照我安排的食物去吃。因為只是補充一種的缺乏，而沒有考慮其他種，是在浪費力氣，就像船底破了很多洞，只補一個洞，船還是會沉的。

瑟蕾斯特從吃多種維他命、魚油、額外的維他命C和D，以及鎂開始。因為有些人有基因上的關係，不能把葉酸轉化為活性的甲基四氫葉酸（methyltetrahydrofolat），我添加了另一個補充品，裡面有活性的葉酸。我建議她吃酪胺酸，來應付生活中的壓力。我也建議她改變運動方式，去從事比較沒那麼激烈的活動，但她還沒有準備好去接受我的建議，網球不但在心理上對她很重要，也是她的社交生活中心。

因為鎂對大腦的健康很重要，而且鎂的補充品可以逆轉憂鬱症，我必須確保她在鎂這方面的攝取，是足夠的。即使沒有特殊需求，她每天極度的身體運動，加上壓力，也會耗光她的鎂。幾個月之內，瑟蕾斯特明顯好轉了。她的情緒好了許多，比較有精力，比較不容易生氣。她甚至覺得網球的球技進步了許多。

你必須服用，補充品才會有用

多年來，瑟蕾斯特定期回來看我，但我不確定她是否真的按照我建議的飲食，或是我開的補充品去吃。她會抱怨一陣子，然後故態復萌。即使她承認不好好吃飯或服用補充品時，她覺得很糟，卻還是吃吃停停，沒有一致性。幾年以後，她就不來我的辦公室了。

有一天晚上，我在本地的教堂演講，我看到她坐在底下聽講。她是本地人，在教堂的布告欄上看到我演講的消息，在茶敘的時候，她走過來與我談話，「我有壞消息。」她悄聲說：

「我被診斷為額葉失智症，可以再回來看你嗎？」從我們最後一次說話，已經過了七年。

在我辦公室裡，我看出來這個受過高等教育、原本口若懸河的人，現在有溝通上的問題了。她還是我以前認得的那個有智慧的女士，但現在她說話很慢且猶疑。她常常口吃，抱怨無法「把對的字講出來」。有的時候，她說了錯的或不相干的字，還把它們念錯，說她現在必須把要講的句子簡單化，「我現在只能用短少的字了。」她說。

她的行為也改變了。她變得比較焦慮與坐立不安。她告訴我，她的易怒現在變成有攻擊性了。她的憂鬱症嚴重到讓她想自殺。她還是繼續打網球，但耐力很差，發球和回球也越來越不行了，她曾每個星期四晚上打橋牌，但現在必須放棄，因為她不記得別人打了什麼牌。

一個可怕的診斷

一開始，瑟蕾斯特感覺到她情緒改變和說話困難時，曾去看過醫生；那是她居住的那個郡裡，最好的神經科學中心裡的神經科醫生，因為她情緒和語言的變化，引起了家人的注意。在醫院裡，她做了認知測驗，也做了電腦斷層掃描，因為醫生想知道她是失智症，還是只是沮喪。結果發現，她額葉的神經元萎縮（atrophy）。

她也做了另一種的掃描：單光子電腦斷層掃描（SPECT, single photon-emission CT）。這是測量大腦的血流量，由此看出大腦的活動力。結果，ＳＰＥＣＴ的檢查，證實了CT Scan 的結果，她的額葉幾乎不存在了。所以，醫生診斷她是語意的額葉失智症（semantic variant of frontal lobe dementia）。

額葉中有著皮質中最多的、對多巴胺敏感的神經元。記得我們前面說過，多巴胺不但是主要的情緒提升者（mood booster）；它還是咬字清晰（articulation）和回憶字的關鍵物。而且，因為製作腎上腺素需要消耗多巴胺，壓力會很快耗盡我們體內的多巴胺。就像我們在上一章看到的那樣，補充製造多巴胺的酪胺酸，就可以增加大腦的多巴胺，補充被壓力耗盡的這個重要神經傳導物質。

瑟蕾斯特不再服用酪胺酸的補充品，雖然她曾覺得，酪胺酸在幫助她抵抗憂鬱症上很有效。她同時也不再服用維他命Ｄ，雖然血液測驗告訴她，她需要比常人更多的維他命Ｄ，才能維持每天所需。維他命Ｄ會活化神經元中跟分泌多巴胺和血清胺的基因。研究發現，甚至是輕微的維他命Ｄ缺乏，都會增加失智症和阿茲海默症的機率。她繼續服用我開給她的特別比率葉酸補充劑。

她也繼續服用維他命B12，但劑量比較低。在驗血時，她的B12是一百七十八pmol/L。雖然這個數字是在正常的範圍之內，但最近的研究顯示，血液中維他命B12低於三百pmol/L，跟老人大腦萎縮有關，葉酸跟維他命B12的比率，不但在懷孕時很重要，對老人家也很重要。低的B12對上高的葉酸，會增加記憶的問題，而這種情形在加拿大很普遍，因為我們在食物中添加了葉酸。

瑟蕾斯特重新開始服用我為她憂鬱症所開給她的補充品處方，但因為有新的比率診斷，我多增加了兩個補充品。

膽鹼和記憶

我們前面看到過膽鹼，它是懷孕期間相當重要的元素，可以改變胎兒大腦結構的發育。母親在懷孕時服用高劑量的膽鹼，會幫助孩子一生的記憶能力。我們身體內的肝臟，會製造一些膽鹼。停經前的婦女，在這方面比男性好，可能是因為懷孕時需要額外的膽鹼。但缺乏膽鹼，男性和女性都會發展出脂肪肝和肌肉損傷。

有一種藥可以重複使用乙醯膽鹼，叫做膽鹼脂酶抑制劑（cholinesterase inhibitors），它可以阻止乙醯膽鹼分解，雖然這不能治癒失智症，也無法使它不再惡化，但至少可以在短期內減輕一些症狀。所以，像Aricept這樣的藥，常用來治療早期的失智症。然而，這個藥對額顳葉失智症的病人沒什麼效用，有時甚至變得更容易被激怒。

我鼓勵瑟蕾斯特，一天至少吃一個雞蛋，並服用膽鹼補充品，以提升大腦中乙醯膽鹼的濃度。我建議她服用我們在前面第十一章提過的二磷酸胞嘧啶膽鹼（citicoline）。這個藥，對有注意力缺失的孩子很有效，對大腦受傷或創傷、中風，以及血管性失智症和巴金森症的人也都有效，市面上用的藥名叫Cognizin。二磷酸胞嘧啶膽鹼對健康的中年婦女也有用，可增加她們的注意力和聚焦能力。但膽鹼的補充品並非仙丹或萬能藥。最近幾個大型的、有控制組的臨床實驗，發現這個藥物對中風和創傷腦受損的病人來說，效果令人失望。

為什麼營養素的臨床實驗那麼常失敗？

大型的隨機組臨床實驗（large randomized clinical trials, RCTs），是藥廠研究的支柱。它的做法，是把病人分為兩組，一組服用藥物，另一組服用安慰劑，像是外觀一模一樣的糖片。偶爾是用舊藥來做對照組，看看新藥的功能是否更好。

RCTs是測試藥效的黃金標準。但這個方法，對有交互作用的複雜化合物（compounds）

就不行，例如維他命和礦物質。臨床的藥物實驗很貴，除了費用貴得嚇人之外，還需要很多病人做受試者，要花很多時間才會得到結果。

有一組研究者想估計要多少時間，才能測試出七個對阿茲海默症有效的藥物。我們前面看到，沒有單一藥物被證明對阿茲海默症有效，但研究者想，若是把幾個針對不同神經迴路與藥物組合起來，一併使用，效果會不會好一點。研究者估算，他們需要完成一百二十七RCTs，用到六萬三千五百名病人，才可能得到結果。此外，還得花上三百八十六年才做的完。你可以想像，如果要研究四十種不同營養素的功效，需要多少人力、物力和時間。那是不可能的事。

另外，還有倫理的問題要考慮，研究維他命和研究藥物是不一樣的。對藥物來說，你確定控制組沒有服用測試的藥物，所以這個比較就很清楚。但因為維他命本身是生命的必需品，你不能在不傷害控制組的狀況下，把他們體內的維他命清除掉。而且，食物中或多或少有維他命在內，所以你不能控制控制組每天的食譜。營養素的實驗，很難得到乾淨、沒有混淆變項的結果。

可惜，科學家在測試重要營養素時，把它們當藥物在測試，沒想到你根本不能一次只研究一種維他命。大腦的維持和修補，需要所有的重要營養素，在調節記憶和大腦的各種功能上，它們也是關鍵。任何一種營養素缺乏，都會影響整個大腦的健康。

下面引用塔夫大學（Tufts University）傑佛瑞．布隆伯（Jeffrey Blumberg）教授的話，「這是一個非常複雜的問題，因為這麼多營養素，都在我們的健康和預防疾病上，扮演重要的角色。所以，如果只做一種維他命，像是維他命E和心臟病關係的研究，你會發現，必須控制所有其他的營養素，才可能得到乾淨可信賴的資料。」布隆伯營養學研究上最有影響力的人士之一。

研究複雜系統的問題

假設汽車工業宣布，說正確調整的點火栓（spark plug），是車子的重要零件：沒有它，車子不能發動，假如它調整得不好，車子不能走得很好。雖然我們都知道，汽車工業是對的，但該怎麼測試這個說法？

假如依照目前維他命研究的邏輯，我們要找一堆不能開的汽車，換上新的點火栓，看看這部車能不能發動。或許有一、兩部車子因為換了點火栓而發動。但大部分車子不行，我們不可以說點火栓沒有用。假如我們這樣說，汽車工業的人一定會反彈，有知識的車子主人會搖頭，不能相信有這種蠢事。

但這正是維他命的研究邏輯。我們分別測試維他命，當我們發現它們沒有功效時，便把它丟棄，認為它們沒有用，說不定還有害。科學方法（就是操弄一個變項，讓其他變項維持不動）可能對藥物或外科手術有效，但用它去研究複雜的系統，就註定要失敗。有些研究者已經看到這個方法不可行，開始呼籲暫停維他命的研究，直到可找出研究這種複雜營養素的方法再開始。

同時，我們對負面的臨床報告，要抱著懷疑的態度，因為他們只研究一個重要的營養，而忽略所有其他跟它有互動關係的營養素。

維他命E和大腦

我認為，瑟蕾斯特應該要服用的另一個補充品，是脂溶性的抗氧化劑，也就是維他命E，它保護大腦的白質。在中風以後，發現維他命E可以預防白質的繼續損傷。

我們服用任何營養素的補充品，基本上，是強化那個補充品在我們食物中的含量。所以，補充品應該盡量模仿食物中的樣子。有些補充品在生物性質上是一樣的，不管它是合成的，還是從食物中得來的。維他命C就是一個好例子：我們身體不能區分合成的維他命C，還是橘子中的維他命C。但合成的維他命E，就是另外一回事了。在大自然中，維他命E存在於八個不同的地方：四個被分為化學類，像是生育酚（tocopherols: alpha, beta, gamma, delta），另外四種是生育三烯酚（tocotrienols），也有 again, alpha, beta, gamma and delta 四種。作為一個抗氧化劑，這八種的作用都有一點點不一樣，但他們是協同一起工作的，所以應該一起吃。

dl-alpha- 生育酚，是八種維他命E中一個人工合成的維他命E，有研究發現，高劑量的這種維他命E配上膽鹼酯酶抑制劑，可以減緩阿茲海默症的惡化。但這種維他命E的形式，沒有全部維他命 E 一起服用的好處。其實，它可能有害，因為大量的 dl-alpha- 生育酚，會阻止食物中其他維他命E的吸收。

芬蘭有一個研究，是發現八十歲以上的老人，當他們血液中有最高量的所有維他命E的八種形式，認知失常的風險最低，每一種形式的維他命E，都扮演著特殊的角色。可惜，長久以來，醫生和研究者都一直認為，只有 alpha- 生育酚才是值得研究的唯一維他命E形式。此外，很多研究使用的，是便宜藥局買得到的合成版本；dl-alpha- 生育酚和天然的 alpha- 生育酚，並不完全相同。

對維他命E有多種形式這件事，大家一無所知，以致許多研究居然沒有說明他們使用哪一種形式的維他命E，期刊的審稿人員也不知道這個差別，就把這種論文刊登出來了。這個無知的省略，使別的研究者無法重複實驗，來驗證結果的正確性，使得這個領域更加混淆。

不用說，我建議瑟蕾斯特服用全八種形式的維他命E。而且不管醫學文獻的負面報告，我還是請她一天兩次服用二百五十毫克的二磷酸胞嘧啶膽鹼。

我做到了，我終於做到了！

瑟蕾斯特繼續她的失智症治療計畫。她接受語言治療師的訓練，使口語流利。治療師讓她看圖片，要她說出圖片中東西的名字。每一天，她都會在家裡練習說出顏色和形狀的名字。她也繼續服用補充品，這一次不敢斷斷續續了。

要改變她的飲食習慣很困難。我給她一樣的飲食建議，但她從沒認真看待過這件事。她不習慣三餐固定時間進食，常常一忙就不吃。她也覺得不可能一天吃到十份蔬菜和水果。但現在，她努力做到這些飲食準則。她已不再吃糖和澱粉的食物，改為蛋白質、蔬菜和水果多的食物。有一天，我接到她的電子郵件，標題是「我做到了，我終於做到了！」她開始看到自己飲食正常，記得吃補充品時，有多麼大的進步。

一年以後，她的神經科醫生說，她進步得比他預期的多很多。「跟你一樣病情的人相比，你絕對是高功能者。」醫生說。幾個月以後，醫生告訴瑟蕾斯特，不必再做失智症的治療了。他們發現，兩年前她來看病時的那些語言和記憶問題已經消失了。其實，他們認為她沒有額葉失智症。離開醫院之後，瑟蕾斯特坐在車子裡哭起來。

瑟蕾斯特問醫生，是什麼原因讓她出現最初來求診的那些症狀。神經科醫生想了一下說：「你的生活充滿了壓力，壓力可能是你病症出現的原因。」當然，醫生是對的。長期的強大壓力會損壞大腦，而就如同我們看到的，當壓力把這些幫助大腦的營養素耗光時，大腦就受損了。瑟蕾斯特長期的憂鬱症，正說明了她的大腦比別人更需要高量的營養素。

我相信，瑟蕾斯特開始滿足她大腦的需求後，她才會復原。她也這麼認為。

記憶開始衰退怎麼辦

要有足夠的睡眠

只有當我們睡著，大腦才會移除細胞白天新陳代謝產生的廢物。褪黑激素可以幫忙調控睡眠。它也是強大的抗氧化劑，保護大腦不受自由基傷害。有一個研究，是給阿茲海默症病人服用三毫克的褪黑激素，長達四個星期的時間。病人的認知和睡眠情況都改善了。

大部分人需要七到八小時的睡眠，最好是睡在全黑的房間中或帶眼罩。請參照第十二章的內容，來找出最適合你個人的睡眠補充品。

要運動

運動增加大腦的血流量，幫助產生新的血管。它也刺激海馬迴新神經元的產出，提升大腦的可塑性和增加認知功能。一週至少有三到四次快步走三十分鐘。

採用對大腦友善的飲食

對心臟病好的飲食，像是地中海式飲食，以及對高血壓好的飲食DASH（編按：得舒飲食，dietary approaches to stop hypertension，預防高血壓的飲食方式），兩者都對大腦很好。在第十四章中列舉的MIND飲食，是取兩者之長，好像更有效，假如很忠實地根據食譜進食的話，可以降低阿茲海默者的風險到五三%。

吃很多有顏色的蔬菜和水果

實驗證據顯示，很多今天的種種疾病，包括失智症，是源自蔬菜和水果的攝取不足。飲食要以蔬菜為中心（不一定要素食）的話，蔬菜提供各種植物性化學物質，它們可以抗氧化、去毒和抗發炎。

雖然許多飲食指南推薦一天五份蔬果，但越多越好。請把目標設定在一天十份蔬果，因為實驗已經顯示，這會帶給你最好的健康效果。草藥和香料通常都含有豐富的植物性化學物質，吃了不會增加熱量，但會增加健康。請盡量在飲食中添加這些化學的能量。

開始固定服用補充品

假如還沒有固定吃一些補充品，請參照第十五章列出的指引，開始擬定自己應該要補充的營養素。你的補充品中，應該包括多種維他命、礦物質、魚油、額外的維他命C與E，還有鎂。維他命D跟鎂，應該列入你個人需求的最高劑量（見第十五章）。

增加針對記憶的補充品

假如你的記憶問題持續存在，可考慮多增加L-酪胺酸、L-茶胺酸和二磷酸胞嘧啶膽鹼，到每天的補充品名單中。每次增加一項，中間要隔幾個星期，才能看出哪一項對你最有利。

理想的狀況，是找到一個有知識的營養師，讓他幫你安排最適合你，可以幫助記憶的補充品。

進行維他命D測試

沒有驗血，你不知道自己是否缺乏維他命D。從九歲以上，可以每天服用四千IU（一百ug）的上限，而不需要醫生在旁，或是擔心副作用。三個月後再驗血。然而，假如三個月後碰上夏天，就等到十一月再驗。假如你的維他命在上限的範圍，那很好。假如不是，請找有經驗的營養師，找出你該服用多少維他命D，才不致缺乏。

檢查維他命B12

維他命B12可以保護神經外面包的髓鞘，也可以製造神經傳導物質。假如你的驗血結果，是在一般正常的範圍之內，也不要以為這樣就是「正常」的，因為那只是實驗室裡的參考值。

以我的經驗，我通常建議B12需要高標準：在一千和兩千pmol/L（一千三百五十到二千七百一十pg/mL），才能平衡高含量的葉酸，因為現在幾乎所有國家都明文規定，要在食物中添加葉酸。高含量的B12可以增加你的能量和健康。你需要服用B12補充品，像是活性形式的甲鈷胺（methylcobalamin），來達到這個程度（譯註：pmol, picomole，是英文質量mole unit）。

我建議每天服用一毫克的甲鈷胺，三個月後再檢查一次B12。因為血液中高含量的B12，並沒有發現任何副作用，你可以安全地攝取高劑量的B12。

鎂的最佳攝取量

食物中，如果鎂的攝取量不足，會影響認知功能，所以需要改善。尤其是如果你有便祕的毛病，需要的鎂，就會比多種維他命給你的量還要多。請依照第十五章的指示，看你大腸的忍受力，去調整鎂的攝取量。

鎂不但會把你從便祕的痛苦中釋放出來，還能預防記憶衰退。

學會放鬆

放鬆對大腦有正向的作用，因為它可以關掉會傷害大腦的壓力荷爾蒙釋放，不讓它進入你的血液中。去學習打坐，或是用已有實驗證據確定有效的方式，去練習放鬆。

漸進式的放鬆肌肉，是一種把肌肉重複緊縮然後放鬆的技術。它很容易學，你可以上網下載一些影片自己學。漸進式的肌肉放鬆，可以冷靜過度活化的大腦，減輕壓力和焦慮。它也可以幫助失眠。

新的一天開始

加州大學洛杉磯校區（UCLA）阿茲海默症研究中心的戴爾．布雷德森醫生（Dale Bredesen），正在嘗試一個治療早期失智的新方法：找出會增加阿茲海默症的各種危險因子，包括三十六種營養素的缺乏和不平衡、缺少運動、過度緊張和睡眠不足。

在這個小型的嘗試實驗中（preliminary study，譯註：在大型實驗正式開始之前，我們會先嘗試一下小型、人數較少的試作，以免頭洗下去了，才發現有大毛病，那就後悔莫及了，尤其臨床實驗很昂貴，必須有試作），十名病人之中，有九名在三到六個月的時間內，看到他們症狀的逆轉。其中六名原本在參與實驗時已經沒有在工作，或是工作得很吃力，後來他們的工作績效都得以改善，也都可以再回去工作了。唯一一名沒有改善的病人，是阿茲海默症末期。

「目前治療阿茲海默症的藥，只針對一個目標，但阿茲海默症比較複雜。想像一個屋頂有三十六個洞，但你的藥只能補其中一個洞。這個藥可能很好，這個洞可能補得很結實，但你仍然有三十五個洞漏水，所以那個藥看起來就好像沒什麼用。」布雷德森醫生說。

雖然這個前測的效果，需要有大型實驗的結果來支持，但它指出一個較成功的早期失智症療法（譯註：有點像何大一的愛滋病雞尾酒療法，一次給多種藥物期待一網打盡）。沒有哪一種治療法、哪一種藥物，或是單一營養素，完全是解決方案。我們可以從瑟蕾斯特的例子中看到，必須要用多種不同的飲食治療法才行。而且，不可以放棄。

第五部

計畫策略

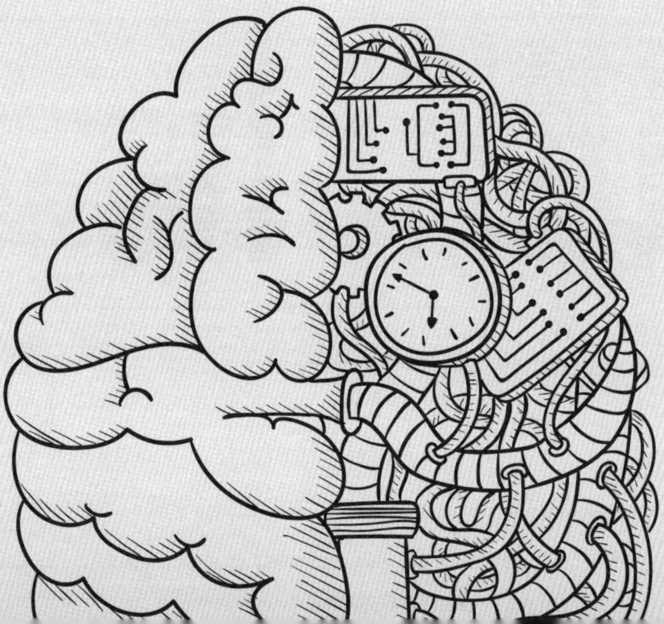

第十四章

智慧型選購：在雜貨店精打細算的選擇

吃有必要性，但聰明的吃有藝術性。

～佛朗索瓦·德拉羅希福可（François De La Rochefoucauld）

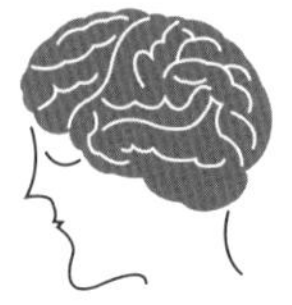

在演化過程中，世界上不同角落的人們，發展出適合當地氣候和地理條件的飲食。因為當時的嬰兒死亡率很高，對我們以打獵—採集的祖先來說，生命的預期值不高。然而，令人驚訝的是，假如他們活過了十五歲，生命的預期值就跟我們現在差不多了。早期人類靠著不同的食物組合存活下來，這個事實讓我們了解，多樣性的進食方式，提供足夠的能量和重要營養素，使他們得以活過青春期，並成熟到可以繁殖下一代。但即使那些活到中年的人，他們的飲食也不足以提供足夠的營養，使他們可以擁有最理想的健康。

今天，現代醫學的進步，使壽命不斷延伸，我們不只想要長壽，還希望這些額外的生命過得無災無病。目前研究顯示，假如你希望保護身心健康，不要太早衰老退化，飲食就很重要。

有保護力、較沒保護力和無保護力的食物

我們在第四章看到世界最早提出如何健康吃的飲食指南，是第一次世界大戰結束之後，國際聯盟（League of Nations）在一九三五年提出的。在這個架構下，食物可以分成三大類，有高度保護力、較沒保護力和無保護力的食物。政府要人民去吃第一類型的食物，吃一點較

沒保護力的食物，避免無保護力的食物。

有高度保護力的食物，包括魚、蔬菜和水果、牛奶、起司、牛油和雞蛋。為了全方位的健康，每星期都要吃肝來確保鐵質不致缺乏。那個時候，已經知道每天吃魚肝油，可以預防軟骨症和其他因為維他命D不足而引起的疾病（很巧的是，魚肝油也提供更多Omega 3，雖然那時候，這些還沒有躍上營養的雷達銀幕，大家還不知道）。強調蛋白質的重要性，像是成人每一公斤體重，要有一克的蛋白質，懷孕和哺乳的母親需要更多。這比今天北美洲人民的標準還高，因為認為每一公斤只有〇・八克的蛋白質就夠了。我們前面看到過，研究結果認為，它是不足的，要達到理想標準，每一公斤體重需要一・二克的蛋白質。

較沒有保護力的食物，包括肉、澱粉性的蔬菜像是馬鈴薯和蘿蔔，以及豆類像是乾的豆子。穀類食物也在這個群體裡，像是米、麵和麵包，這一群沒有分白麵包跟全麥麵包，或是白米跟黃米（brown rice）。無保護力的食物，像是糖、果醬及蜂蜜。要盡可能避免這類食物，因為它們極少或沒有提供營養，卻帶給你很多卡路里。這份指南特別強調營養的強度（density）。營養豐富的食物，給你最多營養以及最低量的卡路里。

沒處理、最低限度處理和高度處理過的食物

今天，我們強調的不是營養強度，而是能量強度（energy-dense），在大部分富有的國家。這些食物都是過度處理的：像是麵包、餅乾、蛋糕、炸薯條和零食，像是脆片和可樂。這些食物提供很多卡路里，但營養很少。

《英國醫學期刊》（*The British Medical Journal*）把過度處理的食物，定義為「除了鹽、糖、油和脂肪之外，工業用的處方，包括在準備食材時不會用到的物質，專門用來模仿那些極少處理食物的感官品質。」換句話說，它看起來像食物，吃起來像食物，卻是化學調合物（chemical concoction），設計用來欺騙你的味蕾。在一九三八年和二〇一一年之間，加拿大飲食形態最主要的改變，就是沒有處理過的食物，或是很少處理的食物，被即食、過度處理的食物取代了。

食物作家麥可．普蘭（Michael Pollan）有一句使用者友善（user-friendly）的話，來形容過度處理的食物，「可食用的、像食物的東西」（edible food-like substances）。我很喜歡這句話，它完全描述了熱狗、披薩片（pizza pockets）、早餐穀類、袋裝麵包、處理過的三明治夾肉片、熱後立即可食的冷凍晚餐、餅乾、脆片和很多其他袋裝的食物，在超級市場會看到

顧客推車中的大部分食物都是這種。

普蘭建議，避免這類過度處理的食物，我們不該買任何在電視廣告的食物，要仔細讀包裝上的文字，不要買任何內容超過五樣食材的食物，假如食物包裝的標籤上，有你七歲兒子念不出來的化學名稱，不要買。

處理過的食物較便宜

但事實是這些處理過的食物，雖然加糖、氫化過的脂肪、人工香味、乳化劑、人工甜味和防腐劑，還是便宜跟方便。對廠商來說，這類食物的利潤最高。

北卡羅萊納大學（University of North Carolina）營養學家和經濟學貝瑞．巴卜金（Barry Popkin）曾比較過盒裝的通心粉和起司（macaroni and cheese），與新鮮的蔬菜和水果，他說：「我們有著非常有效率的、處理食物的包裝工業。它只要一點點的麥子。它只要一點點的人造起司。它運用很多化學調味，就製造出有神奇美味又異常便宜的食物。」相反地，有營養的食物，像是瘦肉、魚、新鮮的蔬菜和水果，一般來說都比較貴（譯註：一九六九年，我去美國留學時，macaroni and cheese 是一美元四包，二十五分錢就可以變出一頓晚餐來，後來漲價也還是一元三包，幾乎所有的中國留學生實驗室一定有它，絕對比生力麵便宜又容易取得）。

在加拿大，我們有六〇%的食物，是過度處理的，在美國的比率也差不多。悲哀的真相是，幾十年來，政府補助這些速食製造商採購原料。雖然政府警告我們不要多吃這種食物，政府卻補助它們，使它們的食物變得便宜。

巴卜金說：「我們並沒有真的去建構水果和蔬菜所需的硬體設備，我們建構的是動物食物所需的硬體，像是油、糖和其他東西。這個長期投資的差別非常大，你需要很多力氣，才能使水果蔬菜降到它們應有的便宜價格。」

而且，假如你以為遵照加拿大政府的飲食指南，對健康是有幫助的，你最好再想一想。儘管嚴守政府的指南，加拿大人卻越來越胖、越來越不健康。我們前面看到，參議員的委員會已經在追究加拿大人肥胖症的根源。這個委員會的報告，強烈指責加拿大政府的食物指南說「最好的是，它沒有效，而最糟的是，它有效地」使肥胖症危機增加，以及其他慢性退化的疾病，像是糖尿病、心臟病、癌症和失智症發生。加拿大飲食指南失敗最可能的原因，是它允許太多過度處理的食物，納入人們的飲食中。其實，你很容易一邊遵照這個指南進食，一邊吃進很多過度處理的「吃起來像食物的東西」。

物有所值

所以，該怎麼吃得健康而不需要去搶銀行？大部分過度處理食物的花費，是在處理、運輸和廣告上。例如，根據美國食品行銷研究院（Food Marketing Institute）的二〇〇六年資料，美國食品公司花八一％的售價在行銷上。農夫只拿到一九％。就如普蘭說的，我們要避開那些大作廣告的食物。盡可能不要買包裝好的食物，它們通常是過度處理的食物。一般來說，美國的超級市場會把蔬菜水果放在市場周邊，而過度處理的食物會放在中間，所以能幹的家庭主婦，會「從市場兩邊開始選購起」，避開市場中間位置的東西。

要達到物有所值，就盡量買當令的水果和蔬菜。這些蔬果非常有成本效益。而且，如果你到農夫市場去買，就知道你的鈔票直接進入農夫口袋：運輸和包裝的費用都是最低的，而廣告費用是零。

開始在家多料理幾餐。你會發現，自己做蔬菜派和肉丸可以節省很多錢。有一個研究發現，花時間在廚房準備晚餐的人，吃得比較健康，吃較多蔬菜、沙拉和水果。他們也花較少錢在買菜上，一週一個家庭平均節省下七美元。

健康的食物比較貴？

儘管證據是相反的，但人們普遍的印象，就是健康食物比較貴（譯註：的確是，因為美國賣有機蔬菜的 whole food 市場，就比一般的超級市場貴很多）。雖然有機放山雞的蛋，或是吃牧草的牛產出的牛奶或牛肉，可能確實比工廠化養殖的同類產品來得貴，容易讓我們誤以為，只要相信那些食物是比較健康的，就應該要付比較多的錢。

俄亥俄州立大學（Ohio State University）的研究團隊設計了一個實驗，來看某一樣食物的價格比較高時，是否會影響我們對健康價值的觀念。研究者給受試者一種新產品，叫做「地球上最健康的蛋白質棒」（Healthiest Protein Bar on the Plane）。一半的受試者被告知，說這個蛋白質棒售價為〇．九九美元，另一半被告知四美元。在他們給評論之前，先去讀一下別人對這個產品的意見。那些被告知是〇．九九元的人，會仔細地閱讀評論，而且不能相信一個東西如果這麼好，怎麼會這麼便宜。但那些被告知是四元一個的人，就不會去讀評論，因為假如這個東西比平常的蛋白質棒貴了雙倍，應該是比較健康的。

另一個實驗，是要受試者想像幫一個同事去買午餐。一半的受試者被告知同事想要健康的午餐，另一半被告知隨便買，沒有什麼特別要求。他們可以選擇營養上完全相同的午餐，一個是烤雞捲（roasted chicken wrap，譯註：這是墨西哥菜，麵粉餅捲上雞肉），定價八．九五美元；一個是義大利香醋雞雞捲（Chicken Balsamic Wrap），定價六．九五美元。結果人們全都去買比較貴的烤雞捲。但如果把價錢調過來，他們就換去買義大利香醋雞捲了，人們認為比較貴的比較健康（譯註：這不就是我們中國人說的「便宜沒好貨」？越貴，營養價值越高）。

這兩個實驗告訴我們，如果手頭上的錢是有限的，又要吃得健康，買菜的時候就要比較小心。價錢不見得是品質保證。

MIND飲食法

對心臟很好的飲食法，像是DASH及地中海飲食法，已被證明可以保護大腦健康，也可以在年老記憶力衰退時提供協助。這個DASH飲食法，是為了預防高血壓和其他心臟病的危險因素，所以聚焦在減少鈉上（沒有鹽）。地中海飲食法是希臘人、南法和一部分義大利人的傳統飲食法。兩者都有很多蔬菜與水果、瘦肉、魚、堅果、豆子、穀類、橄欖油，以及烤或蒸的雞肉和海鮮。地中海飲食法每天也可喝兩杯酒。

ＭＩＮＤ飲食法（Mediterranean-DASH intervention for neurodegenerative delay）是採取地中海飲食和ＤＡＳＨ飲食共同元素組合成的食譜，認為這樣最健康、創造出來的食物最好吃，又可以支持大腦，而且很容易做。當然，ＭＩＮＤ飲食法也很容易記：它包含十五種食物，其中十種是健康的，五種是不健康的。即使你不完全嚴格地照著做，研究發現，你仍可以減少得阿茲海默症的機率達三五％。雖然ＭＩＮＤ飲食法看起來很容易，執行起來並沒有那麼簡單。

十種可以吃的食物：

一、綠葉子的蔬菜：一天一盤沙拉
二、其他的蔬菜：一天一份量
三、堅果：一天一份
四、莓：一週吃兩次以上，最好是藍莓或草莓
五、豆類：一週四到五次
六、全穀類：一天三次
七、魚：一週一次以上

八、雞鴨禽類：一週至少兩次
九、橄欖油：這應該是主要使用的油
十、酒：一天一杯

五種要避免的食物

一、紅肉：盡量少吃
二、牛油：一天不要超過一湯匙的量，不要吃人造牛油
三、起司：一週一次或更少
四、餅和甜食：完全不要吃
五、炸的或是速食：一週一份以下

MIND真的是我們能擁有的最佳飲食法嗎？

MIND當然比一般北美洲的飲食好很多，有些人把北美洲的飲食叫做SAD（standard American diet），但我不確定MIND是否對大腦最好。例如，辛苦工作的大腦，需要比較

多的植物性化學物質，但ＭＩＮＤ飲食一天一次綠葉沙拉或其他蔬菜，以及一週兩次的莓，是不夠的。而且，ＭＩＮＤ飲食沒有考慮處理的食物。輾碎的全穀類，有很高的升糖指數，就跟精製的穀類一樣。ＭＩＮＤ飲食法也沒辦法辨別自然形態的好食物，和它已經被處理過、改變了的食物。

就像我們前面看到過的那樣，牛油並不是像以前認為的那樣危險。當然，牛油品質是很有關係的；它應該是從吃草的牛產出牛乳中製造的。有機牛奶除了殺蟲劑和除草劑比較低以外，營養價值比較高。與一般市售的牛奶相比，它有較高的Omega 3和維他命E。目前，對紅肉的研究結果相當混淆，因為很多研究，包括高度處理的肉，像是香腸和午餐三明治的肉片等這些紅肉，雖然不吃香腸和三明治的肉片，偶爾吃一下吃草的牛排，應該是沒有關係的。

營養學研究常喜歡下結論，說因為有些東西對我們「比較好」，它就是我們能做到最好的了。雖然ＭＩＮＤ飲食法，是開始健康飲食最好的起點，也很容易做，但它絕對有可以進步的空間。我相信，你可以把下面的規則，包括到你的ＭＩＮＤ中，大大強化它的效用。

七個有科學根據的大腦健康飲食規則

一、主要吃未處理過的食物

沒有處理過的食物，跟它們天然的形態很相似。這些食物包括：魚、家禽類、蛋、牛奶、堅果和種子、新鮮或冷凍的蔬菜和水果，以及新鮮和曬乾的藥草和香料。極少處理的食物，也屬於健康的食物，但吃的份量要少。這些食物包括：橄欖、椰子或亞麻仁油；罐頭的豆子或酸奶（yogurt）；優格、牛油和起司；堅果醬，像是杏仁醬或花生醬；還有堅果奶。

烹飪本身就是一種處理過程，但這是可接受的，它可使食物較容易消化，而且，在有些情況下，變得比較營養。許多植物性化學物質在烹飪之後，較容易吸收。例如，番茄紅素（lycopene），這個紅黃色植物性化學物質，吃烹調過的番茄，會比生吃來得容易吸收。番茄紅素對大腦很重要，也可預防攝護腺癌。另一方面，十字花科的蔬菜，包括：青花菜（綠花椰）、（白色）花椰菜、羽衣甘藍和甘藍菜，它們的植物性化學物質，也是抗癌的重要物質，但在烹飪過程中，會減少它的營養價值。這類蔬菜最好生吃或稍微燙一下就好。

雖然很多植物性化學物質已經實驗室研究過，但還有很多是沒研究過的。可能還有無數我們還未發現的、有益健康的食材，更不要說它們應該生吃或煮過。就我個人來說，每天都會吃未烹調過和煮過的蔬菜。

二、吃營養密集的食物

這些是給你最多營養，而且卡路里最少的食物。一個雞蛋有七克蛋白質，但只有七十卡路里，蛋黃中還有很多維他命和礦物質，包括對大腦很好的膽鹼。蛋白提供低卡路里的蛋白質，但蛋黃才是膽鹼，以及大部分維他命和礦物質的所在地。一個星期四個或以上的雞蛋，就可以預防第二型糖尿病發生。蛋也可以減少某些癌症的風險，改善年長者的認知功能。過去的觀念是錯的，我們不必擔心雞蛋會增加心臟病的風險。一天一個雞蛋，並不會引爆中風或心臟病發作的危險，即使是那些有過心臟病史的人也不會。假如可能的話，盡量選取放養或有機飼養的雞生的蛋。

蔬菜和水果也是營養密集的食物，而且大多數的卡路里都很低。堅果、種子和以它們為原料做成的醬，有很多纖維、植物性化學物質和好的脂肪。堅果是很方便的零食，研究發現它對心臟很好。但不要多吃，因為卡路里很高。每天攝取量要限制在大約三分之一杯。

三、增加你對蔬菜和水果的攝取量

這代表把你每天的飲食重點，聚焦在蔬菜和水果上，也就是改為「以蔬菜為中心」，不過也不必成為素食者。不要忘記，水果和蔬菜是碳水化合物，是葡萄糖這個大腦最重要營養素的來源。雖然穀類食物，像是米、麥、馬鈴薯等碳水化合物，也會提供大腦需要的葡萄糖，但因為處理的方式不同，它們的升糖指數較高（看下面的第四條規則）。以一整天的規律飲食而言，水果和蔬菜較有效地穩定提供大腦有效運作所需的燃料，而且提供一大批健康的植物性化學物質。這些具保護性的分子可以預防大腦發炎，幫助大腦抵抗自由基的侵害。雖然自由基對任何器官或組織都會造成傷害，不過大腦是最容受到傷害的。

所以，慢慢增加蔬菜和水果的攝取量，直到成人一天十份，以及兒童的適齡份量，如第七章中所示。蔬菜應該是主要的：平衡攝取的目標，應該是七份蔬菜配上三份水果。限制甜的水果攝取量，像是香蕉和鳳梨，偶爾吃一次就好了。選擇不甜的水果，像是藍莓、蘋果和未熟透的梨。想減肥的人，盡量選擇長在地面上的蔬菜，像是綠色葉菜、新鮮或冰凍的豌豆和其他豆子、綠花椰和白花椰、番茄、小黃瓜、櫛瓜（zucchini）、胡椒和其他沙拉使用的蔬菜。記得你需要一些脂肪來吸收植物性化學物質，所以吃蔬菜和水果時，也要吃一些有脂肪的食物。即使你很努力吃到一天十份蔬果，假如沒有攝取脂肪，你還是完全不能吸收那些營養。

要達到一天十份蔬果，你的每一餐或吃點心時，都要包括蔬菜或水果的其中一樣，或是兩者都吃。例如，早餐時不要吃添加水果的優酪乳，因為裡面也添加了糖。你可以用一碗藍莓加其他莓果來替代，再倒一些沒有添加任何東西的原味優酪乳或卡達乾酪（cottage cheese），再灑一些堅果或格蘭諾拉穀片（granola）。週末你比較有空時，就可以做蛋包（omelette），把紅椒和綠椒、洋蔥以及蘑菇等各種蔬菜切碎之後一起煎。如果早餐吃的是水煮蛋或炒蛋呢？加一顆新鮮的番茄。

把切碎的新鮮蔬菜帶去辦公室當點心，再加上中東人常吃的鷹嘴豆泥（hummus）或青瓜酸乳酪醬汁（tzatziki，譯註：在希臘餐館或中東土耳其餐館的一種沾醬，屬於前菜的一種，通常沾 pita bread 這種餅吃），這是一種以優格為底的低卡路里沾醬。或者，一顆蘋果或梨的切片，再抹一些杏仁醬（almond butter）或是奶油乳酪（cream cheese）作點心。午餐可以帶前一晚剩下的炒蔬菜或綜合沙拉。另外，再加上一些冷雞肉、一點橄欖油為底的沙拉醬，就是一頓很好午餐了。晚餐一開始，先吃一盤沙拉，裡面至少包含兩種蔬菜，再吃主食。一碗藍莓可以算兩份（一杯），它是絕佳的飯後甜點。持續這樣做，不用多久，你就會很驚訝自己吃多少份的蔬果了。

四、吃低升糖指數的食物

一餐只能吃一份澱粉食物。假如你吃麵包，盡可能確定它是未經處理過的。早餐不要吃喜瑞兒穀片（Cereal）和白麵粉為底的任何麵包。根莖類的蔬菜，像是馬鈴薯、番薯、大頭菜和甜菜，都很健康，卻是很高的升糖指數食物。一餐頂多吃一份，而且不能用它來替代高升糖指數的食物，像是麵包、義大利麵和米飯。假如肚子餓，吃蔬菜，不要吃麵包。以下是澱粉碳水化合物一份的量：

一片全麥麵包

二分之一杯煮熟的棕米（brown rice）

二分之一杯煮熟的全穀類義大利麵

四分之一全穀類貝果（bagel）

你去外面用餐，要小心在就座時，侍者會送上剛出爐的小麵包。看到別人用餐，也會使你肚子餓，讓你候餐時感到不耐。所以，你在等待主菜上桌時，免不了會吃一下這些麵包，餐館的目的就是讓你在等待時可以消磨時間。但這個麵包不但不會讓你飽，反而讓你更餓，因為它是高升糖指數的食物，會刺激你的胰島素大量湧出。為了處理當下的血糖問題，你會吃第二個，甚至第三個小麵包（dinner rolls）。下次外出用餐時，跟侍者要一盤橄欖，而不是上小麵包，或是在汽泡水中加一片檸檬，避開餐前的小麵包。

避免喝果汁。雖然果汁中有很多好的植物性化學物質，但它同時也有很多糖。一顆橘子有四到五茶匙的糖，幸好它們是屬於慢吸收的，但是一杯橘子水就不一樣了，因為一杯八盎司的橘子水裡面有三個橘子的糖在內，等於十到十二個茶匙的糖，而且在搾汁時，纖維已經拿掉了，血糖會很快上升。

五、切記，脂肪不是可有可無的

好的脂肪對大腦健康很重要。下面是好的脂肪，包括很多我們過去以為不可以吃的脂肪。把這些脂肪納入你每一天的飲食中，來增加你的健康和活力。

酪梨（avocado）

海鮮，像是鮮蝦

富含脂肪的魚類：鮭魚、鱒魚（trout）、鯡魚（herring）、沙丁魚

堅果，尤其是核桃和杏仁（almond）

堅果醬，像是杏仁醬和花生醬
橄欖油
椰子油
蛋，包括蛋黃

把橄欖油納入你的沙拉醬中。下午吃點心時，切一小塊起司來配你的水果，或是一些沒有加糖的優格。在你的綠花椰或菠菜中，加一點牛油，它會使蔬菜變得更可口，而這些脂肪幫你吸收那些珍貴的植物性化學物質，以及脂溶性的維他命A、D、E和K。

六、注意蛋白質的攝取

雖然大家一再說北美洲的飲食有太多蛋白質，這些過多蛋白質會使你骨質流失或損壞腎臟，研究卻發現，我們其實沒有吃到足夠的蛋白質，尤其是孕婦和六十五歲以上的老人。你需要把一天所需的蛋白質攤開來吃。我們每一餐最好能吃二十五到三十克的蛋白質，那就等同於下面這些食物：

三到四盎司的雞肉、火雞肉或其他肉類
三分之二罐的鮪魚罐頭

八隻中蝦
一杯卡達乾酪
二又二分之一杯希臘優格
三杯普通優格
四顆蛋
一有二分之一杯的豆類
三杯煮熟的藜麥（quinoa）
一又四分之一杯的豆腐
七湯匙花生醬或一百顆杏仁

要記得我們身體不能儲存過量的蛋白質，所以只要吃足夠新陳代謝用的就好了。過量的蛋白質會轉換成脂肪，這個過程對肝臟和腎臟都是負擔。你注意到上面的單子中，家禽類的肉和魚都提供高品質的蛋白質，卡路里還是最低的；它們是營養密集（nutritionally dense）的食物。如果你需要從藜麥中去取得足夠的蛋白質，得吃上很多。

七、練習有警覺性的進食法

在北美洲，我們吃得太快。從我們開始吃，大約要過二十分鐘，大腦才會記錄到我們的進食，因此才會告訴我們吃得夠不夠。慢食使我們可以適當消化食物，吃太快，不但干擾消化，還會吃太多。許多研究都發現，吃太快跟變胖是有關的。所以細嚼慢嚥，好好享受每一口飯。食物小口小口地咬，且好好咀嚼。假如必要的話，注意看一下時鐘，你吃一頓飯，至少要花二十到三十分鐘。

即使一天下來，所有的食物都是健康的好食物，太多好食物也可能是一件不好的事。有一句日本格言是這樣說的：「八分滿的胃，讓一個男人滿足；另外兩分滿的胃，讓醫生有生意。」在琉球的日本人遵守這個格言，他們是世界上最健康、最長壽的人。很多人都活到一百歲。所以，吃到八分飽就下餐桌吧。長久下來，你會有比較健康的心臟，以及比較細的腰圍。

有警覺性地吃東西，也不會浪費食物。假如我們買的食物中，有很大一部分是進了垃圾桶，你就不能抱怨伙食費太高。在美國，有二五%買來的食物，在週末時是扔到垃圾桶去的（譯註：大部分美國人一週買一次菜，所以到下次買菜時，就會把上次買的、已不新鮮的菜扔到垃圾桶去），一個四口之家一年浪費一千三百六十五美元到二千二百七十五美元的食物。浪費食物對環境也不好，因為垃圾分解之後，會產生沼氣，加速地球暖化。在買菜之前，先檢查一下冰箱，看看有什麼需要在腐敗之前趕快吃掉的食物。

許多吃剩的青菜，可以很快地轉變成可口的新菜，只要加上一點蛋白質，也許是雞胸肉，或是一些新鮮或罐裝的鮭魚。我最愛的一個週六午餐，就是我家人稱為「週末湯」（end of the week soup）的餐點。一根胡蘿蔔、幾根芹菜跟一顆馬鈴薯，把它統統切碎，用橄欖油煎香一下，然後加水去燜，加點藥草跟香料到牛肉或蔬菜湯裡頭。一杯紅扁豆（lentil）會使湯頭變稠，比較有飽足感，配上一些吃剩的雞或牛肉，就是一頓中飯了。我會加上一些冰凍的豌豆或綠色的豆子來添色。最後，加上一把芝麻葉、羽衣甘藍或菠菜，不但提供了營養，也提供了顏色。

在我的廚房裡，那些萵苣的外葉不夠嫩，不能拿去做沙拉的，都被我裝在袋子裡丟到冷凍庫中，以後做冰沙。這是為什麼我很容易增加一份蔬菜，而不必擔心卡路里。你也可以在剝除檸檬、橘子和小柑橘的外皮或它們榨成汁之前，把它們的外皮洗乾淨，留下來放在冰凍庫內。柑橘類的外皮加入冰沙時，不僅會讓額外的、有益健康的植物性化學物質變得更豐富，還可以散發誘人的香味。為什麼要丟掉白花椰和綠花椰的菜梗，只留下花？菜梗一樣好吃，也一樣有營養。把它切掉，拌入涼拌包心菜，或是拿去大火快炒，都是一味。

有很多網站會教你，如何把冰箱裡的剩菜變成一道新菜。只要打「食譜」（recipe）到你最喜歡的搜尋網站，再打上你手邊的食材，各種好吃又好做的食譜都跳出來。不要管最新的「超級食物」（super food），只要規律的三餐進食，吃全穀類、沒有加工過的食物就好了。不必擔心買不起有機食材，你仍然需要吃蔬菜和水果。最後，好好享受你的食物，花些時間在廚房準備食材，你的健康就全靠你了。

第十五章 補充品

維他命就像汽車的安全帶。綁了不代表你可以亂開車。
它只是在出車禍時保護你而已。

～傑佛瑞・布魯柏格博士（Jeffrey Blumberg, PhD）

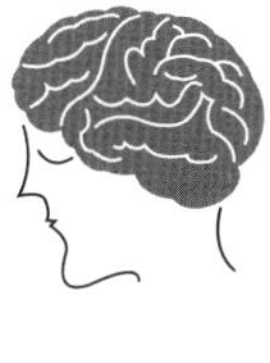

服用維他命和礦物質的一般性建議

補充品不能替代正常的健康飲食，我們很多人雖然都吃得很謹慎，這些補充品仍能帶給我們額外的微營養，造福我們。反過來說，沒有任何劑量的補充品，可以彌補不謹慎的亂吃。這是因為食物中包含很多有價值的營養，像是纖維和植物性化學物質，帶給我們健康。現在還有很多對健康很重要的食物元素，我們還沒有找出來。

我們在前面看到，我們對這些重要營養素的需求，隨著年齡、性別、身材大小及目前的健康情況而不同。許多治療一些常見疾病的藥，會耗盡重要的維他命和礦物質，假如沒有補充的話，會導致新的、可能更嚴重的健康情況。例如，一杯氫離子幫浦阻斷劑，像是Nexium和Losec，會耗盡身體中的鎂，結果就增加了心臟病發作的風險。

攝取維他命和礦物質補充品是否明智，這整個難題的另一個轉折點，是最近的科學研究，證實一個長久以來的信念，以生化觀點看來，我們都是獨特的個體，每個人的基因，也影響到我們的需求。每天需要多少維他命和礦物質的差別，可以從維他命B1的三倍，到鐵的四十倍。目前官方部門的建議，只是生存的最低標準，不可能是每一個人的最佳劑量。

雖說每一個人的需求不同，但在選擇補充品方面，還是有一些通用的準則可以幫助我們做決定。另外，也有一些重要的營養素，像是鎂和維他命D，我們可以花一點點時間，找出適合我們個人的產品。

選擇多種維他命

假如你平日什麼補充品都沒有服用，多種維他命是你的首選。一個好的多種維他命，包含大部分的維他命和礦物質，就像一張保單，保證你沒有缺乏。切記，沒有任何一個營養素是單獨工作的。每一個營養素都依賴很多其他的營養素，才能有效果且有效率地達成它的目標。

雖然坊間有很多好的維他命，是給男性和女性共同使用的，一般來說，最好還是去買專門給男性或女性，以及調製給不同年齡層服用的維他命。例如，五十歲以上的男人和已停經的女人，他們每天的需求，和年輕的男人和女人稍有不同。選擇包含層面最寬廣的微量礦物質產品，像是否有鉬（molybdenum）這種微量礦物質，就是判斷這個微量礦物質包含層面是否完善的一個好指標。它應該同時也有十五到三十毫克的鋅，不要擔心你的多種維他命含鎂量比較低，因為它的體積太大，無法把你需要的量包含在一顆維他命中。同樣地，一般維他命中包含的維他命C也不夠。我們需要分別補充這兩種營養素。

我們在前面看到過，大腦對維他命B的需求，遠大於官方建議你每天的攝取量，尤其是大量運動或大量用腦的人。一開始時，請選擇包含至少二十五毫克的維他命B和四百ug的葉酸。為了建構最佳的大腦健康，另外攝取B12的補充品。我們在前面看到過，B12和葉酸的平衡，對大腦的健康很重要，雖然多種維他命中有很多葉酸，但很難找到有包含足夠B12的。我建議每天額外攝取一毫克的活性B12、甲鈷胺，喉片式或水滴（drop）式的皆可。這兩種是最容易被吸收，保存在身體裡的B12。

維他命C

維他命C的一天上限是成年人兩克。我會建議一天兩次，每次一克（一克＝一千毫克）。切記，上限（upper limit）的定義，是某個年齡層的每一個人，可以不需要醫生在旁監督，又沒有或有最小副作用的情況下，可攝取的量。下面這個表，是所有年齡層可忍受的上限。

孩童			青少年	成年人
1–3 歲	4–8 歲	9–13 歲	14–18 歲	19 歲以上
400 毫克	650 毫克	1,200 毫克	1,800 毫克	2,000 毫克

我們的親戚大猩猩，整天都在吃富含維他命C的食物。整天都在補充維他命C，彌補牠們身體不能製造維他命C的缺陷，動物界其他的動物都可以，只有靈長類不可以。我們也可以吃隨著時間釋放（time-released）的維他命C，這種是特別製造的，會在十到十二小時之間，慢慢把維他命C釋放到血液循環中。我建議這種維他命C，因為其他的很快就被身體排出了。

維他命D

住在北方，也就是緯度四十度以上地區的人，在冬天常需要額外的維他命D來彌補不足。這些地方的老人普遍缺乏維他命D，有時候年輕人也一樣，特別是那些無法出門、塗防曬劑，或是把全身包得密不通風的人。

跟白皮膚的人相比，黑皮膚的人需要暴露在陽光下更長的時間，才能產生同樣數量的維他命D，所以特別容易有維他命D缺乏的健康問題。尤其對那些從陽光普照的加勒比海區或中非洲區，搬到像是加拿大或瑞典、挪威斯堪地那維亞半島（Scandinavia）等較冷的地方的人來說，更是如此。

即使是那些住在有陽光地區的人，由於生活形態的改變，例如花更多時間在電腦前面或冷氣房中，維他命D缺乏的情形也越來越普遍。軟骨症，一種童年的疾病，最近在已開發國家再度出現，許多兒童醫院現在有軟骨症門診。這個疾病非常容易預防，只要確定所有嬰兒和兒童都服用維他命D和補充品就好了。

維他命D補充品：我應該服用多少？

每個人可以很安全地吃到維他命D的上限，就是嬰兒一千五百IU／天（二十五到三十七．五ug）、一歲到八歲的兒童二千五百到三千IU／天（六十二．五到七十五ug）、九歲以上四千IU／天（一百ug）。有些人可能需要更多，才能使血液中的維他命D到達正常範圍，有些營養學家覺得那是最佳狀態，因為那是全年都在陽光下生活的人的正常指數。

全面觀察維他命D的攝取情況：切記，一般來說，白皮膚（高加索人）暴露在正常的陽光下，至少需要二十分鐘，才能製造出一萬IU（二百五十ug）的維他命D出來，而黑皮膚的人，需要曬太陽兩個小時，才能製造出同等的量。普通常識告訴我們，一萬IU的維他命D有毒，人可能會死亡。即使美國醫學院對維他命D的報告（這是受加拿大和美國政府委託所做的調查報告），勉強承認一萬IU對大部分成人可能是安全的。然而，有些北方人演化出對付低太陽照射的存活方式，我發現，很多人只需要不多的陽光，就能達到良好的維他命D血液濃度。

假如你平日已固定服用維他命D，應該終究有一天要請醫生測試一下你血液中維他命D的濃度骨化二醇血液（25-hydroxyvitamin D）。在仲冬時節去做這個測試，不要在夏天，因為這個數值夏天時可能會暫時性升高。這個檢測值會告訴你，你服用的維他命D，夠不夠達到身體的最佳狀態。假如不足，找有經驗的醫療照護者，提供你達到血液中正常範圍的上限：加拿大是七十五到二百五十 nmol/L（美國是三十到一百 ng/mL）。

夏天是否該停用維他命D？

假如高加索人的皮膚，在正中午的二十分鐘曬太陽，就能製造出一萬IU的維他命D，你站久一點的話，又會發生什麼事？你會每二十分鐘就製造一萬IU的維他命D嗎？那是不可能的。紫外線會刺激控制維他命D新陳代謝的酶，包括瓦解過量的維他命D。所以，長時間暴露在陽光下，並不會引起血液中維他命D中毒，雖然它會增加皮膚癌的危險。在另一方面，維他命D補充品並不會引發控制維他命D酶的活化，所以假如繼續吃過量的維他命D補充品，血液中的維他命D會繼續升高，可能會到有毒的程度。這就是為什麼測試你血液中的維他命D濃度那麼重要了。

常有人問我，夏天時，維他命D的攝取量是不是應該減少或停止。我不認為要這麼做。假如你那天在太陽底下有二十分鐘的時間，而且沒有塗防曬劑，就可以停。但假如你忘記停藥，卻又在太陽底下做了二十分鐘的日光浴，該怎麼辦？不要擔心。你身體中破壞維他命D的酶，會確保你血液中的濃度沒有達到中毒程度。

維他命E

維他命E最重要的功能，是保護身體的脂肪結構不受傷害。大腦是六〇%的脂肪構成的，越來越多研究發現，維他命E在保護大腦健康方面，扮演關鍵性的角色。維他命E和維他命C彼此循環（recycle），所以你服用單一一種維他命，對你兩個的價值都提高了。確定你的維他命E夠全面性，也就是包括在食物中自然存在的八種形態，維他命E是脂溶性的，就像維他命A、D和K一樣，所以你需要一點點肉，來確保它正確地被吸收了。維他命E的膠囊成份，從四百IU到五百IU都有。對成年人來說，一天一粒膠囊就夠了。

避免購買人工合成的維他命E，像是dl-alpha tocopherol，雖然可以不必擔憂這件事，畢竟你平日服用多種維他命中，這種人工合成的很少量。

維他命K

維他命K的補充品不普遍，一般認為食物中的含量就已經夠了，而且直到最近，多種維他命中才包含維他命K。我們在第七章看到過，維他命K補充品在預防動脈血管鈣化上的重要性，鈣化是心臟病、中風和失智症的一個危險因子。假如你有影響消化道吸收的毛病，例如克隆氏症（Crohn's disease，局部性腸炎）或乳糜瀉（celiac disease，麵筋不耐症），就會需要維他命K的補充品。

過去醫生擔心，太多維他命K會過度活化凝血蛋白質，造成不正常凝血。現在發現，這個擔憂是沒有理由的，維他命K的確控制血液凝結，但不是凝結多少。想像這是你的車：你需要汽油才能發動，但油箱很滿，並不代表你的車就會跑得比較快。

因為維他命K補充品並沒有不好的副作用，你可以去試試看，尤其是你有骨質疏鬆症或鈣化症的話。維他命K補充品通常含有九十到一百二十ug／膠囊，你可以和維他命D一起吃。

目前市面上有一千IU的維他命Ｄ，和一百到一百二十/ug的維他命Ｋ，它們就在一個膠囊中，攝取很方便。

Omega 3 脂肪（魚油）

今天的魚油補充品，比我小時候吃的魚肝油好太多了。大部分的魚油去除汞（mercury，又稱「水銀」）和其他汙染物，魚的腥味和氣味也都去除了。不同品牌的魚油，差別在於ＥＰＡ和ＤＨＡ這兩個重要長鏈脂肪酸的濃度。每天的攝取目標大約是五百毫克ＤＨＡ和七百五十毫克ＥＰＡ的魚油。雖然它們都以膠囊的方式販售，但魚油本身是很容易服用的，你可以把它拌到像是優格或冰沙等冷食中。

吃母乳的嬰兒，假如他的母親服用魚油補充品，就會取得充分的Omega 3脂肪。一歲以上的幼兒，我推薦服用大人一半的劑量。九歲以後就可以服用大人完整的劑量了。

我們需要補充鈣嗎？

官方對鈣的每天需求量現在逐漸降低，因為現在已開發國家中的飲食，已有過多的鈣。多年來，婦女都被告知要服用鈣補充品，來維護骨質健康。然而，研究發現，鈣補充品對骨質健康的作用很小或沒有作用，反而會增加罹患心臟病的風險。

北美洲在降低鈣的需求量上跟不上研究，到現在仍推薦每天一千到一千二百毫克的鈣攝取量。歐盟及世界衛生組織都已經修正為一天八百毫克，不管男女或任何年齡都一樣。你其實不難從食物獲得這個劑量，尤其是你如果吃乳製品的話，更沒有問題。吃素的人可能有點例外，所以比較需要鈣補充品。然而，許多市售的牛奶替代品，像是豆漿或杏仁奶通常都會添加鈣，使它們跟牛奶的含量差不多。上網搜尋計算方式，看你每天攝取的鈣夠不夠，例如www.osteoporosiscanada.ca。

假如你需要吃鈣補充品，我建議你平衡鈣和鎂二比一的比例。有些形式的鈣和鎂會彼此競爭吸收率，用胺基酸或蛋白質為底的那種，例如ＨＶＰ（hydrolyzed vegetable protein）、螯合物（chelates），就可以克服這個困難。

補充鎂

除了每個人不同的基因以外，還有好幾個因素會增加對鎂的需求。最重大的就是壓力，包括懷孕的壓力，其他還有快速生長時和大量運動時，都會增加對鎂的需求。過度食用蛋白質和脂肪、維他命D，以及大量攝取澱粉類碳水化合物（穀類）、糖和酒糖，都會增加對鎂的需求。就像我們之前看到的那樣，許多醫生開的普通藥方，也會耗盡鎂的儲存。因為這些原因，鎂是所有的營養素中，在調整到最佳狀態的過程中，情況最棘手的一個。

一般來說，過度處理的食物沒有或只有一點點鎂，因為大部分的鎂在精製過程中流失了。過去幾十年來，我們吃越來越多處理過的食物，所以從食物中攝取鎂的量就越來越小了。此外，許多高纖維食物也有很多化合物，像是植酸（phytates）和草酸鹽（oxalates），這些可以跟鎂和其他礦物質結合，像是鈣、鋅、錳等，使它們不能被吸收。在這個類別中，還有現在很熱門的「超級食物」（super food），像是奇亞子（chia）和大麻種子（hemp seeds），還有麥麩（wheat bran）。我通常會建議避免吃這些食物。在檯面上，它們好像含有很多礦物質，像是鈣、鎂和鋅，但就我的觀點，它們反營養的部分，超越了它們包含的營養。

假如你開始吃這些食物以後，晚上睡覺腳抽筋，不要驚訝，這就是它們耗盡你身體鎂的徵兆。

鎂的最佳攝取量

因為大腸排便需要腸子肌肉的伸和縮，鎂太低會使你便祕（收縮卻沒有足夠的放鬆），而太多鎂會使你瀉肚子，因為直腸太放鬆。你可以慢慢增加鎂補充品的量，直到找到讓你個人既不會便祕也不會瀉肚子的量。這叫做鎂腸道耐受性的滴定法（titrating magnesium to bowel tolerance）。

你服用鎂的形式很重要。我建議服用鎂甘氨酸（magnesium glycinate）。從一百毫克開始，晚上睡前服用。三天之後開始慢慢增加劑量，但每三天不要超過五十毫克半顆。早上和晚上輪流添加（就是這次晚上添半顆，三天後早上添半顆），直到一天有三次順利、輕鬆的排便為止。要慢慢添加的原因，是讓鎂慢慢被吸收並配置到全身的細胞組織。假如吃得太多、太快，會刺激直腸和肌肉，不再便祕，但沒有達到最佳的組織飽和，或是持續提供心臟和大腦所需。

每個人對鎂的耐受性都不一樣。對有些人來說，睡前一百毫克就夠了，但有的人需要三百或四百毫克，而且一天兩次，才能達到腸道耐受性，尤其是假如他們習慣性便祕，或是服用的其他藥物中把鎂耗盡了。不過，很少人會需要更多，假如大便太稀的話，減少五十毫克的鎂。

如何用外用鎂

雖然我認為外用鎂（topical magnesium）或透過皮膚吸收（transdermal）鎂的方式，不能拿來替代口服鎂，但也還是有用的。健康食品商店的架上，有膠質（gel）或乳霜（lotion）這種形式的商品。

梅育診所（Mayo Clinic，譯註：雖然它叫 clinic，其實是美國非常有名的醫學中心）的研究者，曾請四十位有纖維肌痛（fibromyalgia）的婦女，一天兩次噴氯化鎂（magnesium chloride，含三一％的微量礦物質）到他們的手臂和腿上。經過兩週和四週的噴灑後，病人回報抽筋減少、疲倦和關節及肌肉疼痛減少了。然而，在這個研究中，因為皮膚癢，導致很多人半途退出這個研究。大部分的外用鎂都不是純鎂，有其他可能會引起皮膚癢的礦物質，如果常用會使皮膚乾燥。有些藥局會因個人需求，調配一些塗抹的膠或乳霜。你可以請藥師調一五%的硫化鎂（magnesium sulphate）或氯化鎂（magnesium chloride）。我發現，這個劑量若沒有其他的礦物雜質，很少或不會發生皮膚癢的症狀。

塗在手臂或小腿上這些周邊循環系統，鎂會很快吸收到全身的大循環系統中。擠一茶匙左右的鎂膠，到兩個手掌上，然後平均揉入前臂，來解除肩膀酸痛或突發的焦慮。同樣地，睡覺前按摩小腿肚和腳，可以避免晚上腿抽筋。

其他額外的補充品

上面列出的補充品，是保護或加強大腦功能和健康的補充品。然而，特殊的健康問題，可能需要額外的補充品。我通常建議先從上面那些基本補充品開始，等至少一個星期，再看看需不需要添加下面的補充品。

壓力，包括辦公室壓力、上台表演的焦慮和PTSD

酪胺酸：在空腹時服用一千五百到兩千毫克，等三十分鐘以後再吃東西。假如壓力一整天都存在，可以在下午時再吃一千到一千五百毫克的L-酪胺酸，也就是指飯後兩小時。服完藥後，要再等三十分鐘才可以再進食。假如是職業婦女，通常在回家之後，才是一天最忙的時候，我會建議在下班前服用第二次的酪胺酸。注意：酪胺酸的補充品只建議大人服用，因為目前並沒有兒童的資料。

茶胺酸：早上和晚上睡覺前各二百五十毫克，它可以使你安靜下來，並減少你的焦慮和憂慮。對繁忙的「大腦症候群」（busy brain syndrome），或是太多工作壓力造成大腦過度使用的人來說，是非常有用的。當你感到透不過氣來，服用二百五十毫克茶胺酸。

注意：你買任何胺基酸時，標籤上的藥名之前有L的，是指這個胺基酸是身體自然可以使用的形式。

失眠

重要：請戴眼罩，或是製造一個全黑的臥室。

茶胺酸：假如你擔心睡不著，可能是有睡眠焦慮症。如果真的有，在上床前服用二百五十毫克的茶胺酸，會幫助你關掉大腦開關，創造一個適當的睡眠條件。

5-HTP：假如更多鎂和茶胺酸都不能解決你的睡眠問題，那可以試著添加 5-HTP（5-hydroxytryptophan）。5-HTP 是血清胺的先行物（又叫前身），它會被轉為褪黑激素。

在上床前，從一百毫克開始攝取。假如必要的話，每四到五天增加五十到一百毫克。假如你半夜還是一直醒來，把一杯水和一百毫克的 5-HTP 放在床邊，醒來時就吃它。

褪黑激素：假如你有很長的失眠歷史，褪黑激素會特別有用。在上床前六十到九十分鐘先服藥，效果最好。它跟其他營養素一樣，先從小劑量開始，找出你需要的最低劑量。從一毫克開始，每四到五天逐漸增加，直到找到理想的劑量。

褪黑激素和 5-HTP：假如你正經歷一個很有壓力的期間，或是你有很長的失眠歷史，可能在上床前需要吃褪黑激素，外加一百到三百毫克的 5-HTP。它不但可以幫助你睡著，而且半夜也不會醒來。但只要服用最低的需求量即可。

懷孕

第十章談到任何希望懷孕的婦女，應該吃那些補充品。這些補充品應該一路吃到懷孕結束，外加哺乳期。有兩個重要的營養素值得特別提出來，那就是維他命C和鎂，因為在懷孕時，它們應該要加強。我建議從懷孕第二期開始，每天增加一克的維他命C，到第三期開始時，再增加一克的維他命C，這樣一共是兩克，一天服用兩次。

只要任何一天有便祕的感覺，就增加服用五十毫克的鎂。便祕和小腿抽筋不是懷孕的正常現象，通常是因為身體缺乏鎂。

注意力缺失過動症ＡＤＨＤ

茶胺酸（成年人和兒童）：早晚各一次服用兩百五十毫克。在開始做功課之前，孩子可以多加兩百五十毫克的茶胺酸，大人則是任何時候覺得自己呼吸不過來，就可以服用兩百五十毫克。

酪胺酸（只有成年人可以）：有壓力時，按照上面講述的方式服用。

腦震盪或中風的復原

所有幫助壓力的補充品，對腦傷、中風都有幫助。

一天服用兩次二磷酸胞嘧啶膽鹼五百到一千毫克，來幫助記憶回復。

增進記憶

酪胺酸：按照上面在壓力部分撰寫的方法服用，它對字詞的回憶和口語的流暢都會很有幫助。

一天兩次服用二磷酸胞嘧啶膽鹼五百到一千毫克。

服用營養素補充品：訊息、迷思和混淆的觀念

雖然超級市場是一個我們很熟悉的地方，去挑選維他命卻是一個完全新的行為。第一次進去健康食品商店（Health food）時，可能會暈頭轉向，面對一排排營養補充品，不同牌子、不同劑量、不同維他命和礦物質的組合，你該怎麼選購？

第一個規則，是仔細挑選你的忠告來源，例如，不要聽信店員促銷。要記得，賣東西給你是他們的責任。你也同時避免從朋友或鄰居那裡購買你的補充品。這些家庭銷售的東西，通常會像多層次傳銷，賣給你維他命的人，不但從賣維他命上得到利益，還從招募新成員上取得銷售的百分比。這個東西可能品質很好，但它一定售價過高，你大可以在當地的健康食品商店，買到價錢低很多的同樣產品。

另外，也不是所有的家庭銷售都合法。假如只是從銷售物品上賺錢，這個生意可能是合法的。但假如錢是從招募新成員那邊而來，這就是層壓式推銷。在加拿大和美國，層壓式推銷都是不合法的。也要記住，市場上發送的那些廣告，目的都是為了促銷：不管他們對產品

做了多少說明，都不能盡信。

Google 醫生的問題

我們現在一碰到問題就上 Google 去查，徵求 Google 醫生的意見。但要小心網際網路上這些營養補充品的訊息。當然，網路上也有很好的網站，但大部分的訊息是自相矛盾、混淆不清的。

例如，我很快查了一下一些醫療網站，有的說每天攝取維他命D的上限是兩千IU。這是不對的。加拿大和美國的政府醫療衛生部門都說，四千IU是成人和九歲以上兒童每天可以攝取的上限。我們前面也談過上限的意思，是不需醫生在旁或驗血，就能長期服用，而且沒有不好的副作用的劑量。在我現在寫的時候，梅育診所的網站上說，假如你一天服用六百IU，就應該去找醫生確定。

不只是普羅大眾會被這些混淆的訊息誤導。二〇一〇年有個研究發現，很多醫學院的學生也都依賴 Google 或維基百科（Wikipedia）來搜尋醫療訊息。維基是個免費的百科全書，每個人都可以在上面自由書寫。雖然有些訊息是可靠的，但就連維基本身也承認，有些文章完全是垃圾。問題就在於你不知道寫這些文章的人的背景和專門技術，因為他們是可以匿名的。維基說，它允許讀者來修正這些貼文，任何錯誤都可以由更有知識的執筆者貢獻所長，加以編修，這個流程可以確保內容完全正確。理論上很好，但事實上並不可行（譯註：我曾被人惡意地在 Wikipedia 寫不實的訊息，例如我的祖父並非念法律，他是個商人，我的背景是有紀錄可查的，但去信要求更正，他們並不理，寫了律師信才刪除）。

霸凌手法和假訊息傳播

因為維基沒有同儕審訂（譯註：現在的領域分工很細，隔行如隔山，因此只有同行的人才會知道你說的有沒有道理，有沒有假造資料），編輯過程常引起不同觀點的人筆戰。有些條目在一個小時之內被修正了幾千次，你可以點閱「歷史紀錄」（View history）來看修正了多少次。你也可以看到哪些句子被刪除，更改了什麼。有些編修是真的努力修正主題，提供更新或更正確的訊息，有些人則別有用心，利用系統提供給所有人的絕佳機會，藉由傳播錯誤訊息或「另類事實」（alternative facts），來推動他想要散布的特定議題。

法國作曲家莫里斯·賈爾（Maurice Jarre）在二〇〇九年過世時，一個愛爾蘭大學的學生尚恩·費茲傑羅（Shane Fitzgerald），看到這個絕佳機會，想試試在維基傳播假訊息有多容易。一聽到賈爾死亡的消息公布時，就馬上登了一則讓人以為是賈爾自己發布出來假訊息，「音樂是我的生命，音樂帶給我活力，音樂是在我離開這個世界以後，長長久久還會被人記得的東西，當我死去，我的大腦還在演奏的最後的華爾滋，只有我才能聽到。」但賈爾從來沒有說過這些話。這些話是費茲傑羅自己編出來的。

維基的監督仲裁人（台灣叫版主）很快就移除了這句話，因為它的來源不清楚。但費茲傑羅再貼上。再一次，維基的編輯讓這句話下架，但費茲傑羅反覆地堅持下去：每次維基的版主移除這句話，他就會固執地再貼回去。他運用這種霸凌的手法，使這個假訊息在網路上登得夠久，讓主流媒體去引用它。好幾個有信譽的媒體引用了之後，把它寫在追悼文中。費茲傑羅沒有想到會有這樣的結果。他以為這個假訊息，頂多進入別人的部落格或業餘者的網站，但不會是這種要求品質的主流報刊。難道他們不用去查證一下嗎？

幾個星期之後，他聯絡報社，說那句話是他貼的。結果，只有英國的《衛報》登了更正。這只是一個小例子，讓我們看到不是事實的事情，卻可以被誤認為是事實，然後在網路上展開它的生命（譯註：實驗心理學上有個著名的實驗，一個假的種下去後，它可以在你的心中開花結果，最後你要把它清除都不可能，因為已經根深蒂固，影響你整個思維了）。

意見和證據之間的差異

說真的，我們在網路上搜尋資料時，一定要有防備心。這是一種現在應該要有的態度，而不是只針對維他命和其他營養素的補充品。現在，已經很少有記者有時間去深度採訪調查一個事情，不論這個研究報告是正面還是負面的結果（譯註：這就是懶人包，現在的記者不再動自己的大腦去想這份結論出來是否合理，而是拿著記者招待會的資料去公布）。

在哈佛大學公共衛生學院（T.H. Chan School of Public Health），他們了解你的挫折。這個學院的網站指出，不是所有刊登發表出來的研究，都是設計得很好的。很多設計得不好的實驗，不該刊登出來，他們說，因為這些研究報告不但沒有結論，甚至是不正確的。但不是每一個讀這篇論文的人，都有足夠的知識，進行客觀的批判，說出文章的優點和缺點。（譯註：這是為什麼政府在推批判性思考之前要先閱讀，沒有知識，就沒有辦法做批判性思考來判斷這個研究的好壞。）悲哀的是，我們常看到一個設計不好的研究，得到很多媒體的青睞，因為記者讀了發布的新聞稿，而沒有真正去讀一下實驗內容。其實，很多廣受媒體傳播的內容根本不是研究成果，而是個人意見。所謂的個人意見，就是寫文章的人的意見，並沒有實驗證據。（譯註：在研究上，沒有實驗證據的意見叫偏誤。）

一個媒體誤把個人意見當成研究結果披露的典型例子，發生在二〇一七年初期。有一個把許多實驗結果總合起來看的詳盡分析，發現維他命D在預防上呼吸道感染上有作用，尤其那些血液中維他命D很低的人，會增加他冬天罹患感冒和肺炎的風險。雖然維他命D的保護效果不很大，對那些血液中維他命D濃度低的人效果比較好。作者下結論說，公共衛生政策應該要考慮提升每個人的維他命D濃度，尤其是針對那些冬天容易缺乏維他命D的人。

報紙的頭版對這個消息大多數是正向的，雖然很多報紙媒體都誇大了結果。英國BBC網站和新聞播報都宣稱「維他命D可以預防感冒或流感」，而這其實是誇大其詞。然而，刊登這篇論文的期刊，在社論上說有兩個醫生不同意這個結論，他們對這個研究抱著懷疑的態度。有些記者選擇去報告這兩個醫生的個人意見，而不去報告實驗結果。「宣稱維他命D可減少罹患感冒和流感風險的研究好得太過頭，不可能是真的」是我家訂的報紙頭版標題。難怪我們會搞糊塗。

當然，維他命D不足，不是冬天罹患感冒或流感的唯一原因，因為我們的免疫系統，是獨立於很多其他營養素的。但普通常識告訴我們，假如這些疾病在冬天都登上高峰，而夏天都降下來，缺乏維他命D顯然就是關鍵。近年來，科學家開始釐清維他命D在我們免疫系統扮演的許多角色。因此，從邏輯上，去假設維他命D不足，會減弱我們的抵抗力，似乎是合理的。

我不是批評懷疑主義。在這個充滿不實傳聞與另類事實的時代，對錯誤訊息保持警覺性，是很重要的。但要保持懷疑，我們需要廣博的知識。我們需要知道如何去評估一個實驗，看它的設計和結果合不合理，或是找到可信賴的專家，他可以為我們解惑。（譯註：現在有些所謂的專家或醫生上電視作廣告，為產品背書，講起來，這個行為有商榷的餘地，因為他的專業可能被廠商的錢所收買掉。）假如我們在沒有足夠資訊的情況下，就做出快速的決定，可能會變成憤世嫉俗（cynics）的人，不相信任何發表的論文，從地球暖化到維他命D的益處都不相信。所以，重要的是保持一顆開放的心。

那安全性怎麼辦？

閱讀報章雜誌，你可能會認為，現在有越來越多證據顯示，說營養素補充品是危險的，會引起嚴重的健康問題，甚至是死亡。但維他命和礦物質補充品的安全紀錄絕佳，尤其是跟醫生處方的藥物相比的話，更是如此，而處方藥是幾百萬人每天在吃的。有一個加拿大的研究發現，去醫院急診室就醫的病人中，九個裡面有一個，是因為處方藥不好的副作用引起而來的。這個問題很嚴重，尤其在我們知道，七五%不好的副作用，是分類為「中度」或「嚴重」的副作用。

目前，維他命和礦物質還沒有這方面的資料出來。我們從公共紀錄得知，非常少的死亡或嚴重副作用，是來自服用維他命，不論是維他命藥瓶，或是有聲譽的健康營養師告訴你應服用的方式。有些學步期的幼兒，因為誤服成人多種維他命或鐵的補充品，而中毒死亡。但這是可預防的意外，而不是維他命的副作用。許多維他命外表有一層糖衣，對小小孩來說，就像糖果。我特別反對把維他命做成軟糖（gummies，譯註：有一家很有名的食品公司，把他們的維他命做成gummie軟糖，我看到一個五歲小孩撕開包裝，在他媽媽尖叫之前，把一整包倒進嘴裡，然後跑，讓他母親追，幸好我撿起包裝看到的是維他命C，水溶性，可以排出不造成傷害），不管這是要給兒童還是給成年人服用的。這些軟糖維他命不但劑量太低，根本沒什麼用，還特意做得像糖果，來吸引小孩子去吃。

我們談到營養素補充品有沒有不好的副作用時，要特別小心來區分真正的健康問題，和只是覺得不舒服。例如，服用太多鎂會瀉肚子。而有些人對鎂的需求量不太多，只要攝取一點點就會瀉肚子。但也有很多人需要很高的劑量，尤其是那些平日生活緊張或服用某些藥物的人。

假如你遵照本章撰寫的服用方法，慢慢地增加鎂的攝取量，就會得到鎂的好處，而不會有什麼不舒服的作用。有些人空腹吃補充品時，會帶來腸胃小小的不舒服，這個很容易用跟食物一起吃來克服。這些不舒服不該把它看成肝中毒（liver toxicity），這完全是兩碼事，不可混淆。

誰來決定安不安全？

在進行重要營養素的臨床實驗時，因為牽涉到倫理問題，維他命和礦物質的安全攝取量，是依賴動物實驗及長期觀察服用這些東西的人的行為。這些研究由委員會定期來審查，看大家對某一營養素的攝取上限有沒有共識。不同區域有不同的委員會。在歐洲，食物安全管理機構（European Food Safety Authority）是主要負責的機構，在北美洲則是醫學研究院（Institute of Medicine）。

我們前面看到，上限是每一種營養素我們可以長期服用，而不會造成任何傷害的劑量。有一些營養素，像是B12和維他命K，它們沒有上限，因為沒有任何證據顯示，到了任何程度會有毒性。美國食物補充品局（U.S. Office of Dietary Supplements）說：「不論是人類或動物，也不論是從食物中攝取或來自補充品，沒有出現過任何有關維他命K的副作用報告。」B12也是如此：在那些健康的人當中，沒有任何高劑量的攝取，跟任何有毒的副作用有關。

但我們不必去吃過量的維他命，我們想要的，是最佳狀態和平衡的營養。身體是個複雜的系統，只有在最佳狀態下，大腦才能最有效率地工作。假如我們短缺任何一種營養，我們的情緒和思考能力、睡眠或記憶都會受損。我們在手術後，可能需要更多時間才能復原。我們的免疫系統會沒有效率，而我們可能更容易罹患感冒或流感。我們也難以維持正常的血壓和膽固醇的濃度。

這是為什麼當有人告訴我，說他開始一個均衡的營養食譜之後，身體和心智健康都大大的進步了時，我一點兒都不覺得驚訝。

重要的事就是重要

重要營養素，像是維他命、礦物質、重要的脂肪和胺基酸蛋白質，這些都是身體功能運轉不可缺的東西：從定義上來看，就是你不可能在完全缺乏任何一樣營養素的情況下，而仍然活著。然而，如果是有一樣或多樣不足而仍然活著，就並不困難了。切記，建議劑量只是表示每天劑量沒有達到標準時，你的健康會受損。

在開始吃補充品之後，試著持續吃一年。然後，重新評估。你可以判斷的方式，是這一年有沒有體驗到任何好處。你的活力是不是增加了，或是你的運動耐力是不是改進了？你睡得比較好了嗎？你的思緒是否變得比較清晰，而對字詞的回想是不是變得比較容易？你去年冬天是不是比較少感冒，即使家族成員整個冬天都在流鼻涕跟打噴嚏，你還是平安無事？有些補充品的好處很細微，一開始是看不出來的，也不是每個人都有戲劇化或立竿見影的改變。

本書的一個目的，是幫你成為一個有知識的消費者。我希望在讀完這本書之後，你能比較自在地去挑選食物，尤其是營養補充品。假如一年以後，你認為健康仍然沒有改善，那麼，劑量或營養劑的平衡可能不適合你，去找一個有知識的醫生或營養師來作顧問，可能比較有幫助。

在本書的一開始，我引用威爾森（E.O. Wilson）教授這位全世界知名生物學家的話：「我們淹沒在資訊中，卻渴求智慧。（We are drowning in information, while starving for wisdom）以後，這個世界是綜合者的世界。那些能在對的時機，把對的訊息放在一起的人，仔細去想這句話，並以智慧做出重要的選擇。」我希望這本書能幫助讀者，根據最好的手邊證據，替自己找出最適合的飲食方式和補充品，來幫助大腦運作，並增進心智與身體的健康。

附錄

水果和蔬菜日記

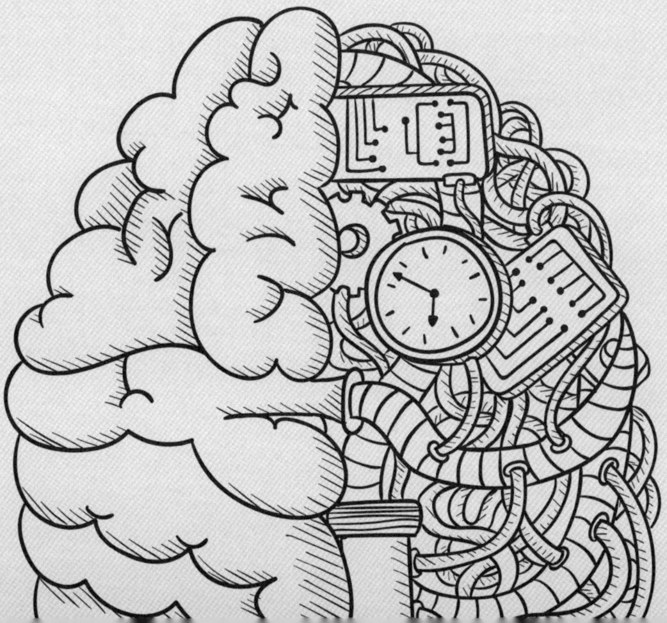

一週開始

請在下面的格子中，勾選你吃的水果和蔬菜。在本週結束之後，把這些勾選格子裡的數字加起來，把答案寫在答案格子裡。

水果（減重者適用，每一天限三份）					
1. 二分之一杯果汁					
2. 二分之一杯罐頭水果					
3. 一根中型香蕉					
4. 一片香瓜					
5. 一杯西瓜					
6. 一個新鮮的蘋果或梨					
7. 一顆大杏子或李子					
8. 二分之一杯蘋果泥					
9. 二分之一杯新鮮或冷凍莓，不加糖					
10. 四分之一杯果乾（葡萄乾、杏子乾等）					
11. 一顆橘子或椪柑或二分之一葡萄柚					
12. 二分之一杯李子或無花果（無糖）					
13. 一顆桃子或油桃					
14. 一杯切塊鳳梨					

蔬菜（一天至少三份，無上限）					
1. 二分之一杯蔬菜汁（番茄汁、V8 汁等）					
2. 二分之一杯新鮮、罐頭或冰凍的豌豆或扁豆、綠豆					
3. 二分之一杯花椰菜或菜花					
4. 一顆洋蔥或三個小洋蔥					
5. 一個中型番茄或紅、綠青椒					
6. 二分之一杯煮熟的紅蘿蔔					
7. 一顆中型馬鈴薯或地瓜					
8. 一杯生菜或混合的生菜沙拉					
9. 二分之一杯煮過的菠菜或其他綠色葉菜					
10. 一杯未煮過的菠菜					
11. 二分之一杯番茄醬作披薩或義大利通心粉					
12. 一根玉米（新鮮）或二分之一杯冷凍或罐頭					
13. 二分之一杯豆腐或黃豆					
14. 二分之一杯茄子、櫛瓜或南瓜					
15. 二分之一杯包心菜					
16. 一根中型紅蘿蔔或四根大型紅蘿蔔					
17. 一根芹菜					
18. 二分之一杯豆或目蓿芽					
19. 二分之一杯甜菜					
20. 二分之一杯新鮮豆子或乾的豆類					
21. 一杯蔬菜湯或豆子湯					
這個星期的分數					

如何計分？

50～70分　　**極好**

你牢記最佳健康飲食指南的每一句話，一天吃到八到十份的蔬菜和水果。假如你維持這個進食的習慣，就會看到努力的長期效果，你會有很強的免疫系統、老化速度減緩的，大大降低罹患癌症和心臟病的風險。恭喜你。

35～55分　　**良好**

你的蔬菜和水果攝取量在平均值以上，達到健康良好的最低標準。試著維持或改進，選擇深綠和橘色的蔬菜，還有橘色的水果，像是香瓜（cantaloupe）和橘科的水果，盡量多吃以達最佳效果。

21～34分　　**普通**

雖然你認為已吃了足夠的水果和蔬菜，其實還不夠，低於一天五份的最低標準。把水果或胡蘿蔔作為早上或下午的點心，假如今天太忙無法吃到足夠的新鮮蔬果，喝蔬菜汁來補充攝取的不足。

20 **分以下**　　　**不好**

蔬菜和水果是健康的關鍵，它幫助你避免跟老化有關的疾病，例如，心臟病、眼睛疾病、癌症、糖尿病和失智症。

註：為使水果和蔬菜中的植物性化學物質能受到最好的吸收，在吃蔬菜和水果時，記得吃一點脂肪。

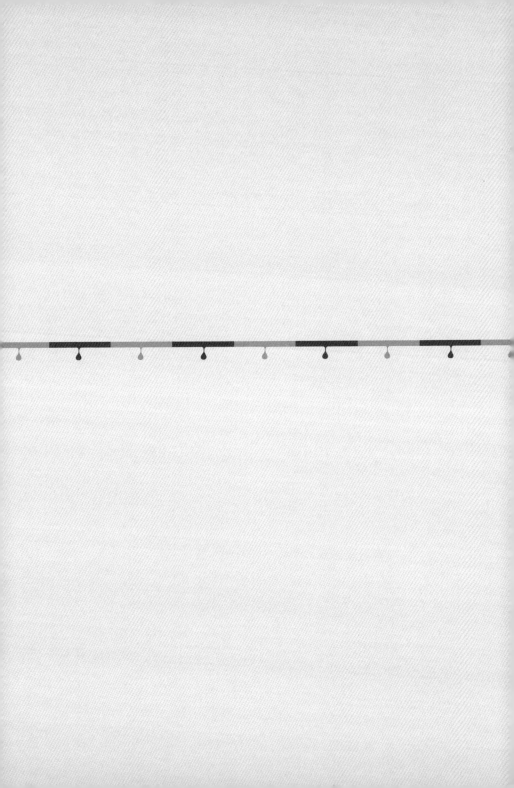

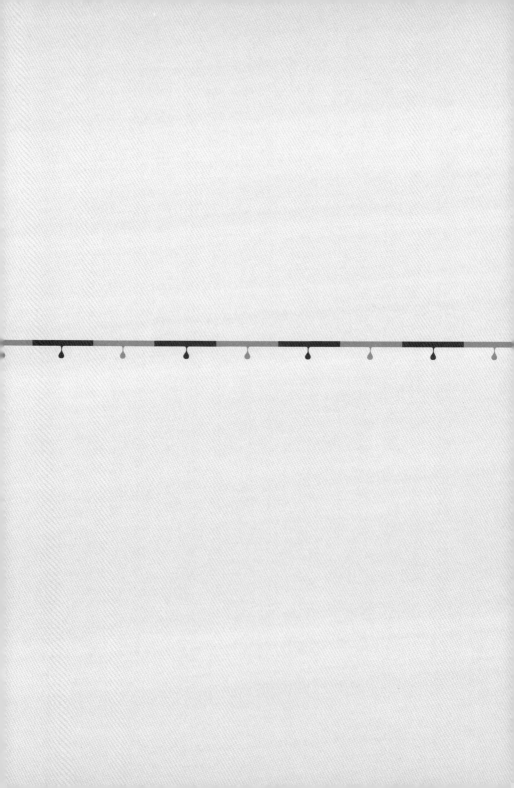

The Healthy Brain

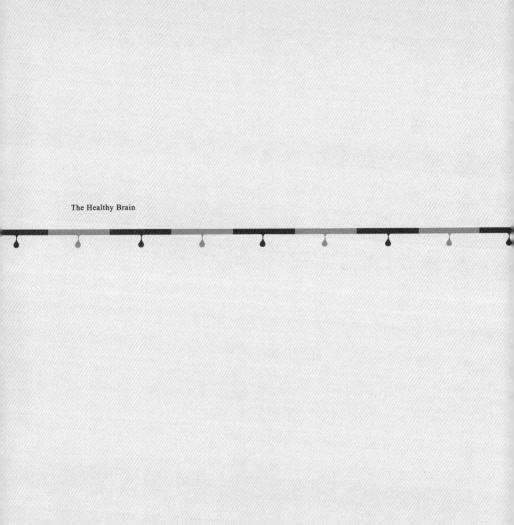

The Healthy Brain

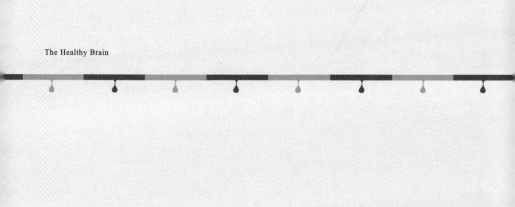